本書の使い方

　本書は、各都道府県が毎年1回実施している毒物劇物取扱者試験のうち、関西地区と中部地区で実施された一般試験の問題をまとめたものです。

　収録している地域と試験の実施時期は次のとおりです。

地域 実施時期	関西広域連合 （大阪/滋賀/京都/ 兵庫/和歌山/徳島）	愛知県	静岡県	三重県	岐阜県	奈良県
令和5年度	○	○	○	○	○	—
令和4年度	○	○	○	—	—	○
令和3年度	○	—	—	—	—	—

　合計10回分の試験問題と解答及び弊社編集部で作成した解説を収録しています。

　試験問題の構成パターンは、各都道府県により主に次の2通りに分類されます。

タイプⅠ	タイプⅡ
1．毒物及び劇物に関する法規	1．毒物及び劇物に関する法規
2．基礎化学	2．基礎化学
3．毒物及び劇物の性質及び貯蔵その 　他の取扱い方法	3．実地 　（性質・貯蔵・取扱い方法含む）
4．実地	――――

※試験問題のうち、①毒物及び劇物に関する法規、②基礎化学の問題は、農業用品目試験及び特定品目試験で出題されている問題と共通になります。

　本書では、試験問題を次の3つに区分して収録しています。

〔毒物及び劇物に関する法規〕〔基礎化学〕〔実地（性質・貯蔵・取扱い方法等）〕

　タイプⅠの場合は、3と4をまとめて〔実地〕としています。また、問題の出題形式などを一部変更し、編集している箇所もあるため、実際の問題番号とは異なる場合があります。

　問題の後には正解と、弊社作成の解説を掲載しています。わからなかった問題や間違ってしまった問題は解説を参考に繰り返し解いていくと、苦手部分を集中的に勉強することができ、より内容を覚えやすくなります。

　各問題の左端に付いている ☑ は、正しく答えることができたかどうかのチェックマーク等にご活用ください。

本書では特にただし書きがない場合、解説の法令名を次のように略しています。

毒物及び劇物取締法	取締法
毒物及び劇物取締法施行令	施行令
毒物及び劇物取締法施行規則	施行規則
毒物及び劇物指定令	指定令

　〔毒物及び劇物に関する法規〕の解説は、条文の穴埋め等、特筆すべき事項がない問題については、該当する条項のみを記載しています。

　なお、問題文の末尾に［改］と入っている問題は、**法改正**や**学習指導要領の改訂**に応じて、弊社で内容を現行に沿って改めたものとなっています。

　本書の解説に加えて、更に内容を深く掘り下げて勉強したい方には、テキストタイプの**「毒物劇物取扱者　短期合格テキスト」**（定価2,090円）を一緒にご利用いただくことをお勧めします。

　この書籍は本書と同様に〔**毒物及び劇物に関する法規**〕、〔**基礎化学**〕、〔**実地（性質・貯蔵・取扱方法等）**〕の３つの章で構成されています。

　各章ごとに細かく項目を分け、その項目毎にテキストと練習問題を掲載しているので、短期間で集中的に学習したい方や、初めて受験される方にもわかりやすい内容となっています。

　試験問題は、**各都道府県ごとに傾向や特色**があります。弊社ではホームページ上に全都道府県の**過去問題と解答**のみのデータを各５年分ずつ掲載しています。また、スマートフォンアプリを使用した無料追加コンテンツも公開しています。詳しい内容は巻末をご覧ください。

　利用される際には、下記のIDとパスワードが必要です。パスワードの有効期限は次年度版が発刊されるまでとなりますので、ご注意ください。

ID	dokugeki
パスワード	o_no!r6:2024

※公論出版ホームページのトップページにある「過去出題問題」から「毒物劇物取扱者　過去実施問題」を選択し、上記IDとパスワードを入力してください。
※ログイン時にエラーが発生した場合は、ブラウザを変えるなどして再度ログインしてください。ログインエラーによる個別対応は行っておりません。
※ホームページ掲載分の問題と解答は試験当時の法令・用語に基づいており、最新のものと異なる場合があります。

令和６年２月　毒物劇物取扱者試験　編集部

● よくあるご質問 ●

Q 受験する都道府県以外の問題を解きたい

A 購入特典の過去問題（詳細は前ページ）をご利用いただくか、本書の姉妹本である「毒物劇物取扱者試験 問題集」シリーズをご活用ください。

書籍名	収録都道府県
北海道＆ 東日本編	北海道、東北地方（青森／岩手／宮城／秋田／山形／福島）、 新潟県、長野県、富山県
関東編	東京都、神奈川県、埼玉県、千葉県、群馬県、栃木県、茨城県
関西＆中部編	関西広域連合（大阪／兵庫／京都／滋賀／和歌山／徳島）、 愛知県、静岡県、三重県、岐阜県、奈良県
九州＆中国編	九州地方（福岡／佐賀／長崎／熊本／大分／宮崎／鹿児島／沖縄）、 中国地方（広島／山口／岡山／島根／鳥取）、香川県
農業用品目編	北海道、東北地方、新潟県、富山県、愛知県、関西広域連合、 中国地方、九州地方、項目別全国出題問題 ※「実地問題」のみ収録。一般試験と共通である「毒物及び劇物に関する法規」、「基礎化学」は収録しておりません。ご注意ください。

※発刊時期や価格、収録年度などの詳細は、弊社ホームページでご確認ください。

Q 受験する都道府県の問題が掲載されていない

A 受験地の試験問題の傾向や特色、出題形式の対策については、**購入特典の過去問題**をご参照ください。よく出る問題の対策については、本書に掲載されている受験地域の問題を練習問題としてご利用いただくことを推奨しています。全国的にどこの地域でも出題される問題が多数あるため、受験する都道府県以外の問題を解くことでも十分に試験対策が可能です。

Q 書籍の内容について間違いではないか？というところや、解説を読んでもわからないところがある

A 本書の内容に訂正がある場合は弊社ホームページに掲載いたします。訂正の詳細及びお問い合わせについては、本書最終ページの奥付をご覧ください。

● 効率的な勉強方法 ●

　弊社編集部では、担当者が本書の過去版をもとに勉強し、実際に毒物劇物取扱者試験を受験しました。合格した都道府県は次のとおりです。

都道府県	合格証発行	合格証番号	都道府県	合格証発行	合格証番号
岩手県	H27/12/18	第17号	新潟県	H27/11/24	第4143号
秋田県	H27/10/30	第000029号	石川県	H28/2/29	第9368号
茨城県	H27/9/8	第11970号	山梨県	H29/3/1	第3574号
群馬県	H27/11/9	第9026号	奈良県	H28/3/4	第2534号
千葉県	R4/9/8	第8334号		H29/3/3	第2570号
東京都	H27/8/4	第22795号	滋賀県	H28/3/4	第3248号
	H28/8/2	第23527号	高知県	H27/9/30	第1404号
	R4/8/10	第25621号	福岡県	H27/9/4	第201183号
神奈川県	H27/7/13	第11457号			

　以下は実際に勉強し、受験にのぞんだ担当者の個人的な学習ポイントです。

◎その1　簡単な法規で点数をかせぐ

　出題範囲はかなり絞られているため、点をとりやすい項目になります。

◎その2　基礎化学の計算問題はパターン化されている

　主に高校の教科書程度の内容で出題されています。本書の編集にあたり、東京書籍、啓林館、実教出版等の高校化学の教科書を参考にしました。計算問題はパターン化されているため、新しいタイプの問題はあまりないようです。

◎その3　実地は狭い範囲で徹底的に覚える

　出題頻度の高い毒物劇物から覚えることを推奨します。本書で出題数が多い物質ということは、全国でも多く出題されている傾向になるようです。

◎その4　受験地の過去問以外も勉強する

　受験地の過去問だけで合格するのは、少し難しいでしょう。理由は、出題者側が過去に出題した問題を外して試験問題を作成するためです。過去問を繰り返し解くことも重要ですが、受験地の出題傾向を確認した上で他県の問題も勉強してみましょう。

目次　　　関西&中部編

《日本化学会の提案や学習指導要領の改訂による用語・定義の一部変更について》

①「固体から気体への変化」と「気体から固体への変化」は、どちらも「昇華」とされていたが、気体から固体への変化を『凝華（ぎょうか）』とするように変更されている。本書では新旧表記いずれも併記する。

②かつて希ガスとされていた表記を、本書ではすべて「貴ガス」で統一している。

③2族元素についてはすべてアルカリ土類金属に含まれるものとし、遷移元素の範囲は3～12族としている。

1 　令和5年度（2023年）　関西広域連合

一般受験者数・合格率《参考》 ※2府4県合計	受験者数（人）	合格者数（人）	合格率（%）
	1,920	1,033	53.8

〔毒物及び劇物に関する法規〕

【1】次の記述は、法の条文の一部である。（　）の中に入れるべき字句の正しい組合せを一つ選べ。

第1条

　この法律は、毒物及び劇物について、（A）の見地から必要な（B）を行うことを目的とする。

第2条第1項

　この法律で「毒物」とは、別表第1に掲げる物であって、（C）以外のものをいう。

	A	B	C
☑ 1.	保健衛生上	取締	医薬品及び医薬部外品
2.	保健衛生上	取締	医薬品、医薬部外品及び化粧品
3.	保健衛生上	規制	医薬品、医薬部外品及び化粧品
4.	危害防止	規制	医薬品、医薬部外品及び化粧品
5.	危害防止	取締	医薬品及び医薬部外品

【2】次のうち、特定毒物に該当するものの組合せを一つ選べ。

A．シアン化水素

B．四塩化炭素

C．四アルキル鉛

D．モノフルオール酢酸

☑ 1．A、B　　　2．A、C　　　3．A、D
　　4．B、D　　　5．C、D

【3】次の記述は、法第3条第3項の条文の一部である。（　）の中に入れるべき字句の正しい組合せを一つ選べ。

　毒物又は劇物の販売業の登録を受けた者でなければ、毒物又は劇物を販売し、授与し、又は販売若しくは授与の目的で（A）し、（B）し、若しくは（C）してはならない。

	A	B	C
☑ 1.	所持	輸送	展示
2.	所持	運搬	陳列
3.	所持	運搬	展示
4.	貯蔵	運搬	陳列
5.	貯蔵	輸送	陳列

【4】特定毒物研究者に関する記述の正誤について、正しい組合せを一つ選べ。

A. 特定毒物研究者の許可を受けようとする者は、厚生労働大臣に申請書を出さなければならない。

B. 特定毒物研究者は、特定毒物を製造及び輸入することができる。

C. 特定毒物研究者は、特定毒物研究者以外の者に特定毒物を譲り渡すことができない。

D. 特定毒物研究者は、特定毒物を学術研究以外の用途に供してはならない。

	A	B	C	D
☑ 1.	正	正	正	正
2.	誤	誤	正	正
3.	正	誤	正	誤
4.	誤	正	誤	正
5.	誤	誤	誤	誤

【5】次のうち、法第3条の3で「みだりに摂取し、若しくは吸入し、又はこれらの目的で所持してはならない。」と規定されている、「興奮、幻覚又は麻酔の作用を有する毒物又は劇物（これらを含有する物を含む。）であって政令で定めるもの」に該当するものはいくつあるか。正しいものを一つ選べ。

A. トルエン

B. メタノールを含有する接着剤

C. クロロホルム

D. 酢酸エチルを含有するシンナー

☑ 1. 1つ
2. 2つ
3. 3つ
4. 4つ
5. すべて該当しない

【6】毒物又は劇物の営業の登録に関する記述の正誤について、正しい組合せを一つ選べ。

A．毒物又は劇物の輸入業の登録を受けようとする者は、その営業所の所在地の都道府県知事に申請しなければならない。

B．毒物又は劇物の輸入業の登録は、6年ごとに更新を受けなければ、その効力を失う。

C．毒物又は劇物の製造業の登録は、製造所ごとに受けなければならない。

	A	B	C
☑ 1.	正	正	正
2.	正	誤	誤
3.	正	誤	正
4.	誤	正	誤
5.	誤	誤	正

【7】省令第4条の4で規定されている、毒物又は劇物の販売業の店舗における設備基準に関する記述の正誤について、正しい組合せを一つ選べ。

A．毒物又は劇物を貯蔵する場所が性質上かぎをかけることができないものであるときは、その周囲に、堅固なさくが設けてあること。

B．毒物又は劇物の貯蔵設備は、毒物又は劇物とその他の物とを区分して貯蔵できるものであること。

C．毒物又は劇物の運搬用具は、毒物又は劇物が飛散し、漏れ、又はしみ出るおそれがないものであること。

D．毒物又は劇物を陳列する場所にかぎをかける設備があること。ただし、陳列する場所に遠隔で監視できる録画装置等を設けている場合は、この限りではない。

	A	B	C	D
☑ 1.	正	正	正	誤
2.	誤	正	誤	正
3.	正	誤	正	誤
4.	正	正	誤	正
5.	誤	誤	誤	誤

【8】毒物劇物取扱責任者に関する記述の正誤について、正しい組合せを一つ選べ。

A．毒物劇物営業者は、毒物劇物取扱責任者を変更するときは、事前に届け出なければならない。

B．薬剤師は、毒物劇物取扱責任者になることができる。

C．18歳の者は、毒物劇物取扱責任者になることができない。

D．毒物劇物営業者が毒物又は劇物の輸入業及び販売業を併せて営む場合において、その営業所と店舗が互いに隣接しているときは、毒物劇物取扱責任者は2つの施設を通じて1人で足りる。

	A	B	C	D
1．	誤	誤	正	正
2．	誤	正	誤	正
3．	誤	正	正	正
4．	正	正	正	誤
5．	正	誤	誤	誤

【9】次の記述は、法第9条第1項の条文の一部である。（　）の中に入れるべき字句として正しいものを一つ選べ。

　　毒物又は劇物の製造業者又は輸入業者は、登録を受けた毒物又は劇物以外の毒物又は劇物を製造し、又は輸入しようとするときは、（　）、第6条第2号に掲げる事項につき登録の変更を受けなければならない。

1．あらかじめ　　　2．ただちに　　　3．すみやかに

4．15日以内に　　　5．30日以内に

【10】法第10条の規定に基づき、毒物又は劇物の販売業の登録を受けている者が変更を届け出なければならない事項の正誤について、正しい組合せを一つ選べ。

A．法人の代表者名

B．法人の主たる事務所の所在地

C．店舗の名称

D．店舗の電話番号

	A	B	C	D
1．	正	正	正	正
2．	誤	正	正	誤
3．	正	誤	正	誤
4．	正	誤	誤	正
5．	誤	誤	誤	誤

【11】毒物又は劇物の表示に関する記述の正誤について、正しい組合せを一つ選べ。

A．毒物劇物営業者は、毒物の容器及び被包に、「医薬用外」の文字及び黒地に白色をもって「毒物」の文字を表示しなければならない。

B．毒物劇物営業者は、劇物の容器及び被包に、「医薬用外」の文字及び白地に赤色をもって「劇物」の文字を表示しなければならない。

C．毒物劇物営業者は、毒物たる有機燐化合物の容器及び被包に、省令で定めるその解毒剤の名称を表示しなければ、その毒物を販売してはならない。

	A	B	C
☑ 1.	正	正	正
2.	正	誤	正
3.	正	正	誤
4.	誤	正	正
5.	誤	誤	誤

【12】劇物を学術研究のために使用しているが、法に基づく登録又は許可をいずれも受けていない研究所における劇物の取扱いに関する記述の正誤について、正しい組合せを一つ選べ。

A．研究所において保管している劇物が盗難にあい、又は紛失することを防ぐために、必要な措置を講じなければならない。

B．研究所において、劇物を貯蔵する場所に、「医薬用外」の文字及び「劇物」の文字の表示は不要である。

C．飲食物の容器として通常使用される物を、劇物の保管容器として使用した。

	A	B	C
☑ 1.	正	誤	正
2.	正	誤	誤
3.	誤	正	正
4.	誤	正	誤
5.	誤	誤	正

【13】毒物劇物営業者が、「あせにくい黒色」で着色したものでなければ、農業用として販売し、又は授与してはならないものとして、正しいものの組合せを一つ選べ。

A．ロテノンを含有する製剤たる劇物

B．チオセミカルバジドを含有する製剤たる劇物

C．硫酸タリウムを含有する製剤たる劇物

D．燐化亜鉛を含有する製剤たる劇物

☑　1．A、B　　　2．A、C　　　3．A、D

　　4．B、C　　　5．C、D

【14】毒物劇物営業者が、毒物又は劇物を毒物劇物営業者以外の者へ販売する際の記述の正誤について、正しい組合せを一つ選べ。

A．法令で定められた事項を記載した毒物又は劇物の譲渡手続に係る書面（譲受書）に、譲受人の職業の記載は必須である。

B．交付を受ける者の年齢を運転免許証（普通二輪免許）で確認したところ、17歳であったので、劇物を交付した。

C．劇物を販売した翌日に、法令で定められた事項を記載した毒物又は劇物の譲渡手続に係る書面（譲受書）の提出を受けた。

D．譲受人から提出を受けた、法令で定められた事項を記載した毒物又は劇物の譲渡手続に係る書面（譲受書）を、販売の日から5年間保存した後に廃棄した。

	A	B	C	D
☑　1．	誤	正	誤	正
2．	誤	正	正	誤
3．	正	正	正	誤
4．	正	誤	正	正
5．	正	誤	誤	正

【15】次の記述は、毒物又は劇物の廃棄の方法を規定した政令第40条の条文の一部である。（　）の中に入れるべき字句の正しい組合せを一つ選べ。

法第15条の2の規定により、毒物若しくは劇物又は法第11条第2項に規定する政令で定める物の廃棄の方法に関する技術上の基準を次のように定める。

一　中和、（A）、酸化、（B）、（C）その他の方法により、毒物及び劇物並びに法第11条第2項に規定する政令で定める物のいずれにも該当しない物とすること。

	A	B	C
☑ 1.	電気分解	加熱	蒸留
2.	電気分解	還元	稀釈
3.	加水分解	還元	稀釈
4.	加水分解	還元	蒸留
5.	加水分解	加熱	蒸留

【16】政令第40条の5に規定されている、車両1台を使用して、発煙硫酸を1回につき7,000kg運搬する場合の運搬方法に関する記述の正誤について、正しい組合せを一つ選べ。

A．車両には、運搬する劇物の名称、成分及びその含量並びに事故の際に講じなければならない応急の措置の内容を記載した書面を備えた。

B．車両に、防毒マスク、ゴム手袋その他事故の際に応急の措置を講ずるために必要な保護具を1人分備えた。

C．交替で運転する者を同乗させて運転し、3時間ごとに交替し、12時間後に目的地に着いた。

D．交替して運転する者を同乗させず、1人で連続して5時間運転後に1時間休憩をとり、その後3時間運転して目的地に着いた。

	A	B	C	D
☑ 1.	誤	誤	正	正
2.	誤	正	誤	誤
3.	正	誤	誤	正
4.	正	誤	正	誤
5.	正	正	正	誤

【17】省令第13条の12に規定されている、毒物劇物営業者が毒物又は劇物の譲受人に提供すべき情報の正誤について、正しい組合せを一つ選べ。

A．紛失時の連絡先
B．安定性及び反応性
C．取扱い及び保管上の注意

	A	B	C
1.	正	正	正
2.	誤	誤	正
3.	誤	正	正
4.	正	正	誤
5.	正	誤	誤

(☑ 1.)

【18】次の記述は、毒物又は劇物の事故の際の措置を規定した法第17条の条文の一部である。（ ）の中に入れるべき字句の正しい組合せを一つ選べ。

（A）及び特定毒物研究者は、その取扱いに係る毒物若しくは劇物又は第11条第2項の政令で定める物が飛散し、漏れ、流れ出し、染み出し、又は地下に染み込んだ場合において、不特定又は多数の者について保健衛生上の危害が生ずるおそれがあるときは、（B）、その旨を（C）、警察署又は消防機関に届け出るとともに、保健衛生上の危害を防止するために必要な応急の措置を講じなければならない。

	A	B	C
1.	毒物劇物営業者	直ちに	保健所
2.	毒物劇物営業者	7日以内に	保健所
3.	毒物劇物営業者	7日以内に	厚生労働省
4.	毒物劇物取扱責任者	7日以内に	厚生労働省
5.	毒物劇物取扱責任者	直ちに	保健所

(☑ 1.)

【19】法第21条の規定に基づく、毒物劇物製造業者の登録が失効した場合の措置に関する記述について、（　）の中に入れるべき字句の正しい組合せを一つ選べ。なお、複数箇所の（B）内には、同じ字句が入る。

　毒物劇物製造業者は、その製造業の登録が効力を失ったときは、（A）以内に、その製造所の所在地の都道府県知事に、現に所有する（B）の品名及び数量を届け出なければならない。さらにその届出をしなければならないこととなった日から起算して（C）以内に上記の（B）を他の毒物劇物営業者等に譲り渡すことができる。

	A	B	C
☑ 1.	7日	毒物及び劇物	50日
2.	7日	特定毒物	90日
3.	15日	毒物及び劇物	90日
4.	15日	特定毒物	50日
5.	15日	特定毒物	90日

【20】法第22条第1項に規定されている、業務上取扱者の届出が必要な事業について、正しいものの組合せを一つ選べ。
A．砒素化合物たる毒物及びこれを含有する製剤を取り扱う、しろありの防除を行う事業
B．砒素化合物たる毒物及びこれを含有する製剤を取り扱う、ごきぶりの駆除を行う事業
C．無機シアン化合物たる毒物及びこれを含有する製剤を取り扱う、電気めっきを行う事業
D．無機水銀化合物たる毒物及びこれを含有する製剤を取り扱う、金属熱処理を行う事業

☑ 1. A、B　　2. A、C　　3. A、D
　 4. B、D　　5. C、D

〔基礎化学〕
【21】次のうち、純物質であるものの組合せを一つ選べ。
A．空気
B．アンモニア
C．石油
D．ダイヤモンド

1．A、B　　　2．A、C　　　3．A、D
4．B、D　　　5．C、D

【22】次の酸と塩基に関する記述について、正しいものの組合せを一つ選べ。

A．ブレンステッド・ローリーの定義では、塩基とは、水素イオンH⁺を受け取る分子、イオンである。

B．一般に酢酸は、強酸に分類される。

C．酸と塩基が互いの性質を打ち消し合う反応を、中和反応という。

D．塩酸は、フェノールフタレイン溶液を赤く変色させる。

1．A、B　　　2．A、C　　　3．B、C
4．B、D　　　5．C、D

【23】次のドライアイスに関する記述について、（　）の中に入れるべき字句の正しい組合せを一つ選べ。

ドライアイスは、１つの炭素原子と２つの酸素原子が（A）で結びついた二酸化炭素分子が、（B）により集合した結晶である。ドライアイスは、液体を経ずに固体から気体に状態変化する（C）性を有する。

	A	B	C
1．	水素結合	クーロン力	融解
2．	水素結合	分子間力	昇華
3．	水素結合	分子間力	融解
4．	共有結合	クーロン力	昇華
5．	共有結合	分子間力	昇華

【24】4.0％の塩化ナトリウム水溶液100gと13％の塩化ナトリウム水溶液を混合して、7.0％の塩化ナトリウム水溶液をつくりたい。加えるべき13％の塩化ナトリウム水溶液の質量は何gか。最も近い値を一つ選べ。ただし、％は質量パーセント濃度とする。

1．20　　　2．30　　　3．40　　　4．50　　　5．60

【25】0.22mol/Lの硫酸7.0mLを完全に中和するために必要な0.40mol/Lの水酸化ナトリウム水溶液は何mLか。最も近い値を一つ選べ。

1．2.5　　　2．4.8　　　3．7.7　　　4．10.2　　　5．15.4

【26】次の物質の三態に関する記述について、誤っているものを一つ選べ。

☑　1．一般に物質は、温度と圧力に応じて、気体・液体・固体のいずれかの状態をとる。

　　2．液体の蒸気圧が外圧（大気圧）と等しくなったとき、液体の表面だけでなく、内部からも盛んに気体が発生する現象を沸騰という。

　　3．物質の構成粒子は絶えず熱運動をしているが、高温になるほど活発ではなくなる。

　　4．水の沸点は、酸素と同族の他の元素の水素化合物に比べて著しく高い。

　　5．液体を冷却すると、ある温度で固体になる現象を凝固という。

【27】次のコロイドに関する記述について、正しいものの組合せを一つ選べ。

　A．典型的なイオンや分子よりも大きい、直径1nm〜1μm程度の大きさの粒子をコロイド粒子という。

　B．コロイド溶液に側面から強い光を当てると、光が散乱され、光の通路が輝いて見える。これをブラウン運動という。

　C．コロイド溶液では、熱運動によって分散媒分子がコロイド粒子に衝突するため、コロイド粒子が不規則な運動をする。これをチンダル現象という。

　D．透析は、コロイド粒子がその大きさのために半透膜を通過できない性質を利用している。

☑　1．A、B　　　　2．A、D　　　　3．B、C
　　4．B、D　　　　5．C、D

【28】次のイオン結晶に関する記述について、誤っているものを一つ選べ。

☑　1．イオンからなる物質を表すには、構成イオンの種類とその数の割合を最も簡単な整数比で示した組成式を用いる。

　　2．一般にイオン結晶は、融点が高く、硬い。

　　3．結晶中では、陽イオンと陰イオンが規則正しく並んでいる。

　　4．陽イオンと陰イオンの中心間距離が大きくなるほど、結晶は不安定になる。

　　5．イオン結晶の固体は電気伝導性を示すが、水に溶けると電気伝導性を示さなくなる。

【29】 次の電池に関する記述について、（　）の中に入れるべき字句の正しい組合せを一つ選べ。

　一般に（A）の異なる2種類の金属を電解質水溶液に浸し、導線で結ぶと電流が流れる。導線に電子が流れ出す電極を（B）、導線から電子が流れ込む電極を（C）という。このように（D）反応を利用して電気エネルギーを取り出す装置が電池である。

	A	B	C	D
1.	イオン化傾向	負極	正極	酸化還元
2.	イオン化傾向	正極	負極	中和
3.	イオン化傾向	正極	負極	酸化還元
4.	分子間力	正極	負極	酸化還元
5.	分子間力	負極	正極	中和

【30】 次に示した化学反応に関する記述の正誤について、正しい組合せを一つ選べ。

$$H_2 + I_2 \rightleftharpoons 2HI$$

A．HIが生成する速さは、H_2の濃度のみに比例する。
B．HIは分解しない。
C．適切な触媒の存在下では、反応速度が変化する。

	A	B	C
1.	正	誤	正
2.	誤	正	正
3.	正	正	誤
4.	誤	正	誤
5.	誤	誤	正

【31】 次の酸素とその化合物に関する記述について、誤っているものを一つ選べ。

1. 無色、無臭の気体であり、空気中に体積比で約21％存在する。
2. 実験室では、過酸化水素水に触媒として少量の酸化マンガン（Ⅳ）（MnO_2）を加えることで生成する。
3. 強い赤外線を当てると、オゾン（O_3）を生じる。
4. 岩石や鉱物の成分元素として、地殻中に最も多く含まれる元素である。
5. 炭素又は炭素化合物の不完全燃焼で、一酸化炭素を生じる。

17

【32】次の物質を水に溶かした場合に、酸性を示すものを一つ選べ。

☐ 1．NH_4Cl　2．CH_3COONa　3．$NaHCO_3$
4．K_2SO_4　5．Na_2CO_3

【33】次のカルボン酸に関する記述について、誤っているものを一つ選べ。

☐ 1．炭素原子の数の多いアルキル基をもつカルボン酸のナトリウム塩は、界面活性剤としての性質を示す。
2．カルボン酸とアルコールの縮合反応により、エーテル結合をもつ化合物が生成する。
3．水に溶けにくいカルボン酸でも、塩基性の水溶液には溶ける。
4．アミノ酸のうち、同じ炭素原子にアミノ基とカルボキシ基が結合したものをαーアミノ酸と呼ぶ。
5．一般にアルデヒドの酸化反応によって、カルボン酸を生成する。

【34】次のタンパク質の呈色反応に関する記述の正誤について、正しい組合せを一つ選べ。

A．タンパク質水溶液に濃硝酸を加えて加熱すると黄色になり、さらにアンモニア水等を加えて塩基性にすると、橙黄色になる。この反応をビウレット反応という。
B．タンパク質水溶液に水酸化ナトリウム水溶液を加えて塩基性にした後、少量の硫酸銅（Ⅱ）水溶液を加えると赤紫色になる。この反応をキサントプロテイン反応という。
C．タンパク質水溶液にニンヒドリン水溶液を加えて温めると、赤紫～青紫色になる。

	A	B	C
☐ 1．	誤	誤	正
2．	誤	正	誤
3．	誤	正	正
4．	正	正	誤
5．	正	誤	誤

【35】次のうち、「一定物質量の気体の体積は、圧力に反比例し、絶対温度に比例する。」という法則の名称として、正しいものを一つ選べ。

　☑　1．ファラデーの法則　　　2．アボガドロの法則
　　　3．ヘンリーの法則　　　　4．ボイル・シャルルの法則
　　　5．質量保存の法則

〔実地（性質・貯蔵・取扱い方法等）〕
　※　「毒物及び劇物の廃棄の方法に関する基準」及び「毒物及び劇物の運搬事故時における応急措置に関する基準」は、それぞれ厚生省（現厚生労働省）から通知されたものをいう。

【36】次のうち、物質がともに劇物に指定されている、正しいものの組合せを一つ選べ。ただし、物質はすべて原体とする。
　A．ジボラン、重クロム酸ナトリウム
　B．弗化水素、沃素
　C．アニリン、トルイジン
　D．硝酸バリウム、硫酸亜鉛
　☑　1．A、B　　　2．A、C　　　3．A、D
　　　4．B、D　　　5．C、D

【37】次のうち、物質がともに毒物に指定されている、正しいものの組合せを一つ選べ。ただし、物質はすべて原体とする。
　A．二硫化炭素、四弗化硫黄
　B．シアン化カリウム、シアン酸ナトリウム
　C．ニコチン、ヒドラジン
　D．黄燐、セレン
　☑　1．A、B　　　2．A、C　　　3．B、C
　　　4．B、D　　　5．C、D

【38】「毒物及び劇物の廃棄の方法に関する基準」に基づく、次の物質の廃棄方法に関する記述について、適切なものの組合せを一つ選べ。

A．塩化第二銅（別名：塩化銅（Ⅱ））は、水に溶かし、水酸化カルシウム（消石灰）、炭酸ナトリウム（ソーダ灰）等の水溶液を加えて処理し、沈殿ろ過して埋立処分する。

B．シアン化水素は、徐々に石灰乳等の撹拌溶液に加え中和させた後、多量の水で希釈して処理する。

C．硫化カドミウムは、セメントで固化し溶出試験を行い、溶出量が判定基準以下であることを確認して埋立処分する。

D．沃化水素酸は、木粉（おが屑）等に吸収させて焼却炉で焼却する。

☑　1．A、B　　　　2．A、C　　　　3．A、D
　　4．B、D　　　　5．C、D

【39】「毒物及び劇物の廃棄の方法に関する基準」に基づく、次の物質の廃棄方法に関する記述について、該当する物質名との最も適切な組合せを一つ選べ。

（物質名）酢酸エチル、シアン化カリウム、水酸化カリウム

A．水を加えて希薄な水溶液とし、酸（希塩酸、希硫酸等）で中和させた後、多量の水で希釈して処理する。

B．水酸化ナトリウム水溶液を加えてアルカリ性（pH11以上）とし、酸化剤（次亜塩素酸ナトリウム、さらし粉等）の水溶液を加えて酸化分解する。分解後は硫酸を加えて中和し、多量の水で希釈して処理する。

C．ケイソウ土等に吸収させて開放型の焼却炉で焼却する。

	A	B	C
☑ 1．	水酸化カリウム	シアン化カリウム	酢酸エチル
2．	水酸化カリウム	酢酸エチル	シアン化カリウム
3．	シアン化カリウム	水酸化カリウム	酢酸エチル
4．	シアン化カリウム	酢酸エチル	水酸化カリウム
5．	酢酸エチル	シアン化カリウム	水酸化カリウム

【40】「毒物及び劇物の運搬事故時における応急措置に関する基準」に基づく、臭素の飛散又は漏えい時の措置に関する記述として、最も適切なものを一つ選べ。なお、作業にあたっては、風下の人を避難させる、飛散又は漏えいした場所の周辺にはロープを張るなどして人の立入りを禁止する、作業の際には必ず保護具を着用する、風下で作業をしない、廃液が河川等に排出されないように注意する、付近の着火源となるものは速やかに取り除く、などの基本的な対応を行っているものとする。

☑　1．多量の場合、漏えいした液は土砂等でその流れを止め、霧状の水を徐々にかけ、十分に分解希釈した後、炭酸ナトリウム（ソーダ灰）、水酸化カルシウム（消石灰）等で中和し、多量の水を用いて洗い流す。

　　2．漏えいした液は土砂等でその流れを止め、安全な場所に導き、空容器にできるだけ回収し、そのあとを中性洗剤等の分散剤を使用して、多量の水を用いて洗い流す。

　　3．多量の場合、漏えい箇所や漏えいした液には水酸化カルシウム（消石灰）を十分に散布し、むしろ、シート等をかぶせ、その上にさらに水酸化カルシウム（消石灰）を散布して吸収させる。漏えい容器には散水しない。

　　4．漏えいした液は水で覆った後、土砂等に吸着させ空容器に回収し、水封後密栓する。そのあとを多量の水を用いて洗い流す。

　　5．飛散したものは空容器にできるだけ回収し、そのあとを還元剤（硫酸第一鉄等）の水溶液を散布し、水酸化カルシウム（消石灰）、炭酸ナトリウム（ソーダ灰）等の水溶液で処理した後、多量の水を用いて洗い流す。

【41】次の物質とその用途の正誤について、正しい組合せを一つ選べ。

	物質	用途
A．	クロロホルム	合成繊維の原料
B．	過酸化水素水	漂白剤
C．	クロロプレン	合成ゴムの原料

	A	B	C
☑ 1．	誤	正	正
2．	誤	誤	誤
3．	正	正	誤
4．	正	誤	正
5．	誤	誤	正

【42】硫酸第二銅（別名：硫酸銅（Ⅱ））の用途及び水溶液の性質について、最も適切な組合せを一つ選べ。

	用途	水溶液の性質
☑ 1.	農薬、電解液用、媒染剤	酸性
2.	農薬、電解液用、媒染剤	中性
3.	農薬、電解液用、媒染剤	塩基性
4.	火薬の原料	酸性
5.	火薬の原料	塩基性

【43】次の物質とその毒性に関する記述の正誤について、正しい組合せを一つ選べ。

物質　　　　　　　　　　　毒性

A．アクリルニトリル …… 粘膜から吸収しやすく、めまい、頭痛、悪心、嘔吐、腹痛、下痢を訴え、意識喪失し、呼吸麻痺を起こす。

B．キシレン ……………… 吸入した場合、倦怠感や嘔吐等の症状を起こす。尿は特有の暗赤色を呈する。

C．ニトロベンゼン ……… 吸入した場合、皮膚や粘膜が青黒くなる（チアノーゼ）、頭痛、めまい、眠気が起こる。重症の場合は、こん睡、意識不明となる。

	A	B	C
☑ 1.	誤	正	正
2.	誤	正	誤
3.	誤	誤	正
4.	正	正	誤
5.	正	誤	正

【44】次の物質とその中毒の対処に適切な解毒剤の正誤について、正しい組合せを一つ選べ。

物質　　　　　　　　解毒剤

A．有機燐化合物 ……… アセトアミド

B．蓚酸塩類 …………… 硫酸アトロピン

C．沃素 ………………… 澱粉溶液

	A	B	C
☑ 1.	誤	正	正
2.	誤	正	誤
3.	誤	誤	正
4.	正	正	誤
5.	正	誤	正

【45】次の物質の貯蔵方法等に関する記述について、該当する物質名との最も適切な組合せを一つ選べ。

（物質名）黄燐（りん）、ナトリウム、弗化水素酸（ふっ）

A．通常石油中に保管する。長時間経過すると表面に酸化物の白い皮を生成する。冷所で雨水等の漏れが絶対にない場所に保存する。

B．空気に触れると発火しやすいので、水中に沈めて瓶に入れ、さらに砂を入れた缶中に固定して、冷暗所に保管する。

C．銅、鉄、コンクリート又は木製のタンクにゴム、鉛、ポリ塩化ビニルあるいはポリエチレンのライニングを施したものに保管する。

	A	B	C
☑ 1.	黄燐	ナトリウム	弗化水素酸
2.	黄燐	弗化水素酸	ナトリウム
3.	ナトリウム	弗化水素酸	黄燐
4.	ナトリウム	黄燐	弗化水素酸
5.	弗化水素酸	黄燐	ナトリウム

【46】次のうち、引火性を示す物質の組合せを一つ選べ。

A．クロロホルム

B．メチルエチルケトン

C．クロルピクリン

D．アクロレイン

☑ 1．A、B　　　2．A、C　　　3．B、C
　　4．B、D　　　5．C、D

【47】次のうち、還元性を示す物質を一つ選べ。

☑　1．無水クロム酸　　　2．ぎ酸
　　3．硝酸銀　　　　　　4．重クロム酸カリウム
　　5．塩素酸カリウム

【48】トルエンに関する記述として、最も適切なものを一つ選べ。

☑　1．黄色の液体である。
　　2．腐ったキャベツ様の悪臭を持つ。
　　3．不燃性である。
　　4．水に不溶である。
　　5．エタノールに不溶である。

【49】次のうち、揮発性を示す物質の組合せを一つ選べ。

　　A．臭素
　　B．一酸化鉛
　　C．メタノール
　　D．塩化バリウム

☑　1．A、B　　　2．A、C　　　3．B、C
　　4．B、D　　　5．C、D

【50】アニリンの識別方法に関する記述について、最も適切なものを一つ選べ。

☑　1．水溶液にアンモニア水を加えると、紫色の蛍石彩を放つ。
　　2．水溶液に硝酸銀溶液を加えると、白色沈殿を生じる。
　　3．水溶液に硝酸バリウムを加えると、白色沈殿を生じる。
　　4．水溶液にさらし粉を加えると、紫色を呈する。
　　5．希釈水溶液に塩化バリウムを加えると、白色の沈殿を生じるが、この沈殿
　　　は塩酸や硝酸に溶けない。

▶▶正解&解説 ……………………………………………………………………………

【1】1

〔解説〕取締法第1条（取締法の目的）。

> この法律は、毒物及び劇物について、（A：保健衛生上）の見地から必要な（B：取締）を行うことを目的とする。

取締法第2条（定義）第1項。

> この法律で「毒物」とは、別表第1に掲げる物であって、（C：医薬品及び医薬部外品）以外のものをいう。

【2】5

〔解説〕取締法　別表第1～第3。

A．シアン化水素…毒物。

B．四塩化炭素…劇物。

C&D．四アルキル鉛、モノフルオール酢酸…特定毒物。

【3】4

〔解説〕取締法第3条（毒物劇物の禁止規定）第3項。

> 毒物又は劇物の販売業の登録を受けた者でなければ、毒物又は劇物を販売し、授与し、又は販売若しくは授与の目的で（A：貯蔵）し、（B：運搬）し、若しくは（C：陳列）してはならない。

【4】4

〔解説〕A．「厚生労働大臣」⇒「その主たる研究所の所在地の都道府県知事」。取締法第6条の2（特定毒物研究者の許可）第1項。

B．取締法第3条の2（特定毒物の禁止規定）第1項、第2項。

C．「特定毒物研究者以外の者」⇒「毒物劇物営業者、特定毒物研究者又は特定毒物使用者以外の者」。取締法第3条の2（特定毒物の禁止規定）第7項。

D．取締法第3条の2（特定毒物の禁止規定）第4項。

【5】3

〔解説〕A～B&D．取締法第3条の3（シンナー乱用の禁止）、施行令第32条の2（興奮、幻覚又は麻酔の作用を有する物）。トルエン、メタノール又は酢酸エチルを含有する接着剤・シンナー等のほか、トルエンを含有するシンナー等が定められている。

C．クロロホルムは政令で定めるものに該当しない。

【6】3

〔解説〕A&C．取締法第4条（営業の登録）第2項。

B．「6年ごと」⇒「5年ごと」。取締法第4条（営業の登録）第3項。

【7】1

〔解説〕A．施行規則第4条の4（製造所等の設備）第1項第2号ニ、ホ、第2項。

B．施行規則第4条の4（製造所等の設備）第1項第2号イ、第2項。

C．施行規則第4条の4（製造所等の設備）第1項第4号、第2項。

D．遠隔で監視できる録画装置等を設けているかどうかにかかわらず、毒物又は劇物を陳列する場所には、かぎをかける設備があること。施行規則第4条の4（製造所等の設備）第1項第3号、第2項。

【8】2

〔解説〕A．「事前に」⇒「30日以内に」。取締法第7条（毒物劇物取扱責任者）第3項。

B．取締法第8条（毒物劇物取扱責任者の資格）第1項第1号。

C．18歳以上の者であれば毒物劇物取扱責任者となることができる。取締法第8条（毒物劇物取扱責任者の資格）第2項第1号。

D．取締法第7条（毒物劇物取扱責任者）第2項。

【9】1

〔解説〕取締法第9条（登録の変更）第1項。

> 毒物又は劇物の製造業者又は輸入業者は、登録を受けた毒物又は劇物以外の毒物又は劇物を製造し、又は輸入しようとするときは、（あらかじめ）、第6条第2号に掲げる事項につき登録の変更を受けなければならない。

【10】2

〔解説〕A＆D．法人の代表者名及び店舗の電話番号を変更したときの届出は不要。

B．取締法第10条（届出）第1項第1号。

C．取締法第10条（届出）第1項第3号、施行規則第10条の2（営業者の届出事項）第1号。

【11】4

〔解説〕A＆B．毒物・劇物の容器及び被包には「医薬用外」の文字、及び毒物（特定毒物含む）については「赤地」に白色をもって「毒物」の文字、劇物については白地に赤色をもって「劇物」の文字を表示しなければならない。

C．取締法第12条（毒物又は劇物の表示）第2項第3号、施行規則第11条の5（解毒剤に関する表示）。有機燐化合物及びこれを含有する製剤たる毒物及び劇物の容器及び被包に表示しなければならない解毒剤の名称は、2－ピリジルアルドキシムメチオダイド（PAM）の製剤及び硫酸アトロピンの製剤と定められている。

【12】2

〔解説〕法に基づく登録又は許可のいずれも受けていない研究所などの届出が不要な業務上取扱者であっても、取締法第22条（業務上取扱者の届出等）第5項により、毒物又は劇物の取扱い等の規定が適用される。

A．取締法第11条（毒物又は劇物の取扱い）第1項準用。

B．劇物を貯蔵する場所には、「医薬用外」の文字及び「劇物」の文字を表示しなければならない。取締法第12条（毒物又は劇物の表示）第3項準用。

C．飲食物の容器として通常使用される物を、毒物又は劇物の保管容器として使用してはならない。取締法第11条（毒物又は劇物の取扱い）第4項準用。

【13】5

〔解説〕A＆B．着色すべき農業用劇物として規定されていない。

C＆D．取締法第13条（農業用の劇物）、施行令第39条（着色すべき農業用劇物）第1号、第2号、施行規則第12条（農業用劇物の着色方法）。

【14】5

〔解説〕A．取締法第14条（毒物又は劇物の譲渡手続）第1項第3号。

B．18歳未満の者には毒物又は劇物を交付できない。取締法第15条（毒物又は劇物の交付の制限等）第1項第1号。

C．譲渡手続に係る書面（譲受書）の提出を受けてからでなければ、毒物又は劇物を販売又は授与してはならない。取締法第14条（毒物又は劇物の譲渡手続）第2項。

D．取締法第14条（毒物又は劇物の譲渡手続）第4項。

【15】3

〔解説〕施行令第40条（廃棄の方法）第1号。

― 中和、（A：加水分解）、酸化、（B：還元）、（C：稀釈）その他の方法により、毒物及び劇物並びに法第11条第2項に規定する政令で定める物のいずれにも該当しない物とすること。

【16】4

〔解説〕A．施行令第40条の5（運搬方法）第2項第4号。

B．「1人分」⇒「2人分以上」。施行令第40条の5（運搬方法）第2項第3号。

C＆D．1人の運転者による連続運転時間が4時間（高速道路等のSA又はPA等に駐車又は停車できないため、やむを得ず1人の運転者による連続運転時間が4時間を超える場合は4時間30分）を超える場合は、交替して運転させる者を同乗させなければならない。施行令第40条の5（運搬方法）第2項第1号、施行規則第13条の4（交替して運転する者の同乗）第1号。

施行規則第13条の4第1号は、法改正により令和6年4月1日から下線部の記述へ変更される（法改正前は「運転者1名による連続運転時間が4時間を超える場合」）ため、注意が必要。

【17】3

〔解説〕A．紛失時の連絡先は、提供すべき情報に含まれていない。

B．施行規則第13条の12（情報の提供の詳細）第10号。

C．施行規則第13条の12（情報の提供の詳細）第7号。

【18】1

〔解説〕取締法第17条（事故の際の措置）第1項。

> （Ａ：毒物劇物営業者）及び特定毒物研究者は、（略）、不特定又は多数の者について保健衛生上の危害が生ずるおそれがあるときは、（Ｂ：直ちに）、その旨を（Ｃ：保健所）、警察署又は消防機関に届け出るとともに、保健衛生上の危害を防止するために必要な応急の措置を講じなければならない。

【19】4

〔解説〕取締法第21条（登録が失効した場合等の措置）第1項。

> 毒物劇物製造業者は、その製造業の登録が効力を失ったときは、（Ａ：15日）以内に、その製造所の所在地の都道府県知事に、現に所有する（Ｂ：特定毒物）の品名及び数量を届け出なければならない。さらにその届出をしなければならないこととなった日から起算して（Ｃ：50日）以内に上記の（Ｂ：特定毒物）を他の毒物劇物営業者等に譲り渡すことができる。

【20】2

〔解説〕取締法第22条（業務上取扱者の届出等）第1項、施行令第41条、第42条（業務上取扱者の届出）各号。

　　　　Ａ＆Ｂ．砒素化合物たる毒物及びこれを含有する製剤を使用して「しろありの防除」を行う場合は、業務上取扱者の届出が必要となる。

　　　　Ｃ＆Ｄ．「無機シアン化合物たる毒物及びこれを含有する製剤」を使用して、電気めっき又は金属熱処理を行う場合は、届出が必要となる。

【21】4

〔解説〕Ａ＆Ｃ．空気と石油…いずれも混合物（2種類以上の物質が混ざり合ったもの）である。

　　　　Ｂ＆Ｄ．アンモニアNH_3、ダイヤモンド（炭素Ｃ）…いずれも純物質（ただ1種類の物質からなるもの）である。

【22】2

〔解説〕Ｂ．一般に酢酸CH_3COOHは、「弱酸」に分類される。

　　　　Ｄ．フェノールフタレイン（PP）溶液は変色域が塩基性側（pH8.0〜9.8）にあり、pH8.3以下では透明を、pH10.0以上では赤色を示す。従って、強酸の塩酸ではフェノールフタレイン溶液を変色させることはできない。

【23】5

〔解説〕ドライアイスは、1つの炭素Ｃ原子と2つの酸素Ｏ原子が（Ａ：共有結合）で結びついた二酸化炭素CO_2分子が、（Ｂ：分子間力）により集合した結晶である。ドライアイスは、液体を経ずに固体から気体に状態変化する（Ｃ：昇華）性を有する。

　　　　水素結合とは、電気陰性度の大きい原子の間に水素Ｈ原子が仲立ちして隣接する分子同士を引き合わせる結合。クーロン力とは、二つのイオン間ではたらく力のこと。融解とは、固体から液体に状態変化すること。

【24】 4

〔解説〕質量パーセント濃度4.0%の塩化ナトリウム水溶液100gに含まれる塩化ナトリウム（溶質）は、0.04×100g＝4gである。また、加えるべき13%の塩化ナトリウム水溶液を x gとし、これに含まれる塩化ナトリウムを0.13× x g＝0.13x gとすると、次の等式が成り立つ。

$$質量パーセント濃度（\%）＝\frac{溶質の質量（g）}{溶液の質量（g）}×100$$

$$7.0\%＝\frac{4g＋0.13x g}{100g＋x g}×100$$

$$7.0×(100g＋x g)＝(4g＋0.13x g)×100$$

$$700＋7.0x＝400＋13x$$

$$6x＝300$$

$$x＝50（g）$$

【25】 3

〔解説〕中和反応式：$H_2SO_4 ＋ 2NaOH \longrightarrow Na_2SO_4 ＋ 2H_2O$
硫酸は2価の酸、水酸化ナトリウム水溶液は1価の塩基であり、求める量を x mL とすると、次の等式が成り立つ。

$$2×0.22mol/L×(7.0mL／1000mL)＝1×0.40mol/L×(x mL／1000mL)$$

両辺に1000をかける。　$0.44mol/L×7.0mL＝0.40mol/L×x mL$

$$0.40x＝3.08$$

$$x＝7.7（mL）$$

【26】 3

〔解説〕熱運動とは、粒子が温度に応じた熱エネルギーをもって運動することをいう。高温になるほど運動エネルギーの平均値が大きくなり、熱運動は「活発になる」。
　4．酸素 O_2 と同族の水素化合物のうち、水 H_2O の水素結合が最も強く、分子間力が非常に強いため、沸点も著しく高くなる。

【27】 2

〔解説〕B．コロイド溶液に側面から強い光を当てると光が散乱され、光の通路が輝いて見える。これを「チンダル現象」という。
　C．コロイド溶液では、熱運動によって分散媒分子がコロイド粒子に衝突するため、コロイド粒子が不規則な運動をする。これを「ブラウン運動」という。

【28】 5

〔解説〕イオン結晶の固体はイオンが動けないため、電気伝導性を「示さず」電気を通さないが、水に溶けるとイオンが動けるようになるため、電気伝導性を「示し」電気を通すようになる。
　2．イオン結晶は融点が高く、イオン結合の結合力が大きく硬い性質をもつが、外部から強い力が加わると、割れやすくもろい。

【29】1

〔解説〕一般に（A：イオン化傾向）の異なる2種類の金属を電解質水溶液に浸し、導線で結ぶと電流が流れる。導線に電子が流れ出す電極を（B：負極）、導線から電子が流れ込む電極を（C：正極）という。このように（D：酸化還元）反応を利用して電気エネルギーを取り出す装置が電池である。

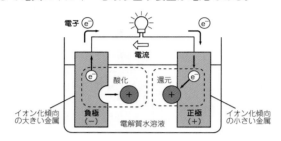

【30】5

〔解説〕H_2（水素）とI_2（ヨウ素）を密閉容器に入れて加熱すると、一部が化合してHI（ヨウ化水素）を生じ、HIのみを密閉容器に入れて加熱すると、一部が分解してH_2とI_2が生じる。どちらの方向にも進む反応を可逆反応という。

　　A．正反応の反応速度（右向きの反応／HIの生成速度）は、反応物の濃度によって変化する。従ってH_2の濃度のみにではなく、I_2の濃度にも比例する。

　　B．左向きの反応によりHIは分解され、H_2とI_2が生じる。

【31】3

〔解説〕強い「紫外線」を当てると、オゾン（O_3）を生じる。

【32】1

〔解説〕NH_4Cl（塩化アンモニウム）は、強酸＋弱塩基からなる塩。

　　　　$HCl + NH_3 \longrightarrow NH_4Cl$

　　水溶液中で加水分解するとオキソニウムイオンH_3O^+を生じるため、水溶液は酸性を示す。

　　　　$NH_4Cl \longrightarrow NH_4^+ + Cl^-$

　　　　$NH_4^+ + H_2O \rightleftarrows NH_3 + H_3O^+$

　　2．CH_3COONa（酢酸ナトリウム）は、弱酸＋強塩基からなる塩。

　　　　$CH_3COOH + NaOH \longrightarrow CH_3COONa + H_2O$

　　水溶液中で加水分解すると水酸化物イオンOH^-が生じるため、水溶液は「塩基性」を示す。

　　　　$CH_3COONa \longrightarrow CH_3COO^- + Na^+$

　　　　$CH_3COO^- + H_2O \rightleftarrows CH_3COOH + OH^-$

　　3．$NaHCO_3$（炭酸水素ナトリウム）は、弱酸＋強塩基からなる塩。

　　　$CO_2 + NaOH \longrightarrow NaHCO_3$

　　　水溶液中で加水分解すると水酸化物イオンOH^-が生じるため、水溶液は「塩基性」を示す。

　　　$NaHCO_3 \longrightarrow Na^+ + HCO_3^-$

　　　$HCO_3^- + H_2O \rightleftarrows H_2CO_3^- + OH^-$

　　4．K_2SO_4（硫酸カリウム）は、強酸＋強塩基からなる塩。水溶液中で加水分解せずH^+やOH^-を生じないため、水溶液は「中性」を示す。

　　　$H_2SO_4 + 2KOH \longrightarrow K_2SO_4 + 2H_2O$

　　5．Na_2CO_3（炭酸ナトリウム）は、弱酸＋強塩基からなる塩。

　　　$CO_2 + 2NaOH \longrightarrow Na_2CO_3 + H_2O$

　　　水溶液中で加水分解すると水酸化物イオンOH^-が生じるため、水溶液は「塩基性」を示す。

　　　$Na_2CO_3 \longrightarrow 2Na^+ + CO_3^{2-}$

　　　$CO_3^{2-} + H_2O \rightleftarrows HCO_3^- + OH^-$

【33】2

〔解説〕カルボン酸とアルコールの縮合反応により、「エステル結合（－COO－）」をもつ化合物が生成する。エーテル結合とは、酸素O原子に2つの炭化水素基が結合した「－O－」のことをいう。

【34】1

〔解説〕A．記述は、「キサントプロテイン反応」についての内容である。

　　　B．記述は「ビウレット反応」についての内容である。

【35】4

〔解説〕1．ファラデー（の電気分解）の法則…電気分解において、陰極または陽極で変化する物質の質量は、流した電気量に比例する。

　　　2．アボガドロの法則…同温・同圧で同体積の気体の中には、気体の種類によらず、同じ数の分子が含まれる。

　　　3．ヘンリーの法則…一定温度で一定量の溶媒に溶ける気体の質量（物質量）は、その気体の圧力に比例する。

　　　5．質量保存の法則…化学変化の前後で物質の質量の総和は変化しない。

【36】5

〔解説〕A．ジボランB_2H_6…毒物。重クロム酸ナトリウム$Na_2Cr_2O_7・2H_2O$…劇物。

　　　B．弗化水素HF…毒物。沃素I_2…劇物。

　　　C＆D．アニリン$C_6H_5NH_2$、トルイジン$C_6H_4(NH_2)CH_3$、硝酸バリウム$Ba(NO_3)_2$、硫酸亜鉛$ZnSO_4・7H_2O$…全て劇物。

【37】5

〔解説〕A．二硫化炭素CS2…劇物。四弗化硫黄SF4…毒物。

　　　　B．シアン化カリウムKCN…毒物。シアン酸ナトリウムNaOCN…劇物。

　　　　C＆D．ニコチンC10H14N2、ヒドラジンH4N2、黄燐P4、セレンSe…全て毒物。

※以下、物質名の後や文章中に記載されている［　］は、物質を見分ける際に特徴となるキーワードを表す。

【38】2

〔解説〕A．塩化第二銅CuCl2…沈殿法［水酸化カルシウム（消石灰）、炭酸ナトリウム（ソーダ灰）等の水溶液］［沈殿ろ過して埋立処分］

　　　　B．シアン化水素HCN…酸化法または活性汚泥法で処理する。選択肢は［石灰乳等の撹拌溶液に加え中和］［多量の水で希釈して処理］から、酸性のものをアルカリで中和する「中和法」の記述である。

　　　　C．硫化カドミウムCdS…固化隔離法［セメントで固化］［埋立処分］

　　　　D．沃化水素酸HI aq…中和法で処理する。選択肢は［木粉（おが屑）等に吸収させて焼却炉で焼却］から、燃焼しにくくかつ有毒ガスが発生しにくいものの廃棄方法である「燃焼法」の記述である。

【39】1

〔解説〕A．［酸（希塩酸、希硫酸等）で中和］［多量の水で希釈］から中和法であり、「水酸化カリウムKOH」が該当する。

　　　　B．［水酸化ナトリウム水溶液を加えてアルカリ性（pH11以上）］［酸化剤（次亜塩素酸ナトリウム、さらし粉等）の水溶液を加えて酸化分解］から酸化法であり、「シアン化カリウムKCN」が該当する。

　　　　C．［ケイソウ土等に吸収］［開放型の焼却炉で焼却］から燃焼法であり、「酢酸エチルCH3COOC2H5」が該当する。

【40】3

〔解説〕臭素Br2［水酸化カルシウム（消石灰）を十分に散布］［むしろ、シート等をかぶせる］［さらに水酸化カルシウム（消石灰）を散布］

　　　　1．［霧状の水を徐々にかけ、十分に分解希釈］［炭酸ナトリウム（ソーダ灰）、水酸化カルシウム（消石灰）等で中和］から、酸をアルカリで中和して処理する、クロルスルホン酸（クロロスルホン酸）ClSO3Hなどが考えられる。

　　　　2．［中性洗剤等の分散剤］から、水に溶けにくいクロロホルムCHCl3や、四塩化炭素CCl4などが考えられる。

　　　　4．［水で覆う］［水封後密栓］から、引火性が強い二硫化炭素CS2などが考えられる。

5．［還元剤（硫酸第一鉄等）の水溶液を散布］［水酸化カルシウム（消石灰）、炭酸ナトリウム（ソーダ灰）等の水溶液で処理］から、六価クロムや酸化剤であるクロム酸ナトリウム $Na_2CrO_4 \cdot 10H_2O$ や、亜塩素酸ナトリウム $NaClO_2$ などが考えられる。

【41】1

〔解説〕A．クロロホルム $CHCl_3$ は、「各種溶媒」に用いられる。合成繊維の原料は、アクリルニトリル $CH_2=CHCN$ が考えられる。

B．過酸化水素水 H_2O_2 aq［漂白剤］

C．クロロプレン C_4H_5Cl［合成ゴムの原料］

【42】1

〔解説〕硫酸第二銅（硫酸銅（Ⅱ）） $CuSO_4$ は、農薬（殺菌剤）として用いられ、強酸＋弱塩基からなる塩である。

$$H_2SO_4 + Cu(OH)_2 \longrightarrow CuSO_4 + 2H_2O$$

$$CuSO_4 \longrightarrow Cu^{2+} + SO_4^{2-}$$

銅（Ⅱ）イオンは水分子が配位結合してテトラアクア銅（Ⅱ）イオンとなり、オキソニウムイオン H_3O^+ を生じるため、水溶液は「酸性」を示す。

$$[Cu(H_2O)_4]^{2+} + H_2O \rightleftharpoons [Cu(OH)(H_2O)_3]^+ + H_3O^+$$

【43】5

〔解説〕A．アクリルニトリル $CH_2=CHCN$［粘膜から吸収しやすい］

B．キシレン $C_6H_4(CH_3)_2$ は、吸入した場合、「目、鼻、喉を刺激し、短時間の興奮期を経て、深い麻酔状態に陥る」。選択肢は［尿は特有の暗赤色を呈する］から、フェノール C_6H_5OH の毒性と考えられる。

C．ニトロベンゼン $C_6H_5NO_2$［吸入した場合、皮膚や粘膜が青黒くなる（チアノーゼ）］［頭痛、めまい］

【44】3

〔解説〕A＆B．有機燐化合物の解毒剤には「硫酸アトロピン」や「PAM」が用いられる。アセトアミドは「有機弗素化合物」の解毒剤であり、蓚酸塩類には「カルシウム剤」が解毒剤として用いられる。

【45】4

〔解説〕A．ナトリウム Na［通常石油中に保管］［冷所で雨水等の漏れが絶対にない場所に保存］

B．黄燐 P_4［水中に沈めて瓶に入れる］［砂を入れた缶中に固定］

C．弗化水素酸 HF aq［銅、鉄、コンクリート又は木製のタンク］［ポリエチレンのライニングを施したものに保管］

【46】 4

〔解説〕A．クロロホルムCHCl3は、「不燃性」である。

B＆D．メチルエチルケトンC2H5COCH3は蒸気が空気より重く「引火しやすい」。また、アクロレインCH2＝CHCHOも「強い引火性」をもつ。

C．クロルピクリンCCl3(NO2)は、180℃以上に熱すると分解するが、「引火性はない」。

【47】 2

〔解説〕ぎ酸HCOOHは、分子中にホルミル基（アルデヒド基）「－CHO」をもつため、還元性が強い。

1＆3～5．無水クロム酸CrO3、硝酸銀AgNO3、重クロム酸カリウムK2Cr2O7、塩素酸カリウムKClO3は、いずれも強力な酸化剤である。

【48】 4

〔解説〕トルエンC6H5CH3は、「無色透明」の液体であり、「ベンゼン臭」を持つ。「引火しやすく」、火気に絶対に近づけてはならない。水に不溶であり、エタノールに「可溶」である。

【49】 2

〔解説〕揮発性とは、液体の蒸発しやすい性質をあらわす。

A＆C．臭素Br2とメタノールCH3OHはいずれも液体である。臭素は刺激性の臭気を放って揮発し、メタノールも揮発性を示す。

B．一酸化鉛PbO、塩化バリウムBaCl2・2H2Oはいずれも固体であり、揮発性を示さない。

【50】 4

〔解説〕アニリンC6H5NH2〔さらし粉〕〔紫色〕

1．〔アンモニア水〕〔紫色の蛍石彩〕から、ベタナフトールC10H7OHが考えられる。

2．〔硝酸銀溶液〕〔白色沈殿〕から、塩化亜鉛ZnCl2や塩酸HCl aqが考えられる。

3．〔硝酸バリウム〕〔白色沈殿〕から、硫酸第二銅CuSO4・5H2Oが考えられる。

5．〔塩化バリウム〕〔白色の沈殿〕〔この沈殿は塩酸や硝酸に溶けない〕から、硫酸H2SO4が考えられる。

2　令和４年度（2022年）　関西広域連合

一般受験者数・合格率《参考》 ※２府４県合計	受験者数（人）	合格者数（人）	合格率（%）
	1,567	285	18.2

〔毒物及び劇物に関する法規〕

【１】次の条文に関する記述の正誤について、正しい組合せを１～５から一つ選べ。

A．法第１条では、「この法律は、毒物及び劇物について、保健衛生上の見地から必要な取締を行うことを目的とする。」とされている。

B．法第２条別表第１に掲げられている物であっても、別途政令で定める医薬品は毒物から除外される。

C．法第２条別表第２に掲げられている物であっても、医薬品及び医薬部外品は劇物から除外される。

D．毒物であって、法第２条別表第３に掲げられているものを含有する製剤は、すべて特定毒物から除外される。

	A	B	C	D
1.	誤	正	正	誤
2.	正	正	誤	誤
3.	正	誤	正	誤
4.	誤	正	誤	正
5.	正	誤	正	正

【２】特定毒物の取扱いに関する記述の正誤について、正しい組合せを１～５から一つ選べ。

A．毒物劇物製造業者は、石油精製業者に、ガソリンへの混入を目的とする四アルキル鉛を含有する製剤を譲渡することができる。

B．特定毒物研究者は、特定毒物を輸入することができる。

C．特定毒物使用者として特定毒物を使用する場合には、品目ごとにその主たる事業所の所在地の都道府県知事（指定都市の区域にある場合においては、指定都市の長）の許可を受けなければならない。

D．毒物劇物営業者、特定毒物研究者又は特定毒物使用者でなければ、特定毒物を所持してはならない。

35

	A	B	C	D
☑ 1.	正	正	誤	正
2.	正	誤	正	誤
3.	正	誤	誤	正
4.	正	正	正	誤
5.	誤	正	誤	誤

【3】次のうち、法第３条の３に規定する「興奮、幻覚又は麻酔の作用を有する毒物又は劇物（これらを含有する物を含む。）であって政令で定めるもの」に該当するものの組合せを１～５から一つ選べ。

A．クロロホルム

B．メタノールを含有する接着剤

C．酢酸エチルを含有するシンナー

D．トルエン

E．キシレンを含有する塗料

☑ 1．A、B、C　　　2．A、B、E　　　3．A、D、E
　 4．B、C、D　　　5．C、D、E

【4】毒物又は劇物の販売業に関する記述の正誤について、正しい組合せを１～５から一つ選べ。

A．毒物又は劇物の販売業の登録を受けた者のみが、毒物又は劇物を販売することができる。

B．毒物又は劇物の販売業の登録の有効期間は、販売業の登録の種類に関係なく、６年である。

C．毒物又は劇物の一般販売業の登録を受けた者は、特定品目販売業の登録を受けなくとも、省令第４条の３で定める劇物を販売することができる。

D．毒物又は劇物を直接には取り扱わず、伝票処理のみの方法で販売又は授与しようとする場合でも、毒物又は劇物の販売業の登録を受けなければならない。

	A	B	C	D
☑ 1.	誤	正	正	正
2.	誤	正	誤	正
3.	正	正	正	正
4.	正	誤	正	誤
5.	正	誤	誤	正

【5】毒物又は劇物の製造業に関する記述の正誤について、正しい組合せを1～5から一つ選べ。

A．毒物又は劇物の製造業の登録は、製造所ごとに、その製造所の所在地の都道府県知事が行う。

B．毒物又は劇物の製造業者は、毒物又は劇物の製造のために特定毒物を使用してはならない。

C．毒物又は劇物の製造業者は、毒物又は劇物を自家消費する目的でその毒物又は劇物を輸入しようとするときは、毒物又は劇物の輸入業の登録を受けなくてもよい。

D．毒物の製造業者は、登録を受けた品目以外の毒物を製造したときは、30日以内に登録の変更を受けなければならない。

	A	B	C	D
1.	正	誤	正	正
2.	正	誤	正	誤
3.	誤	正	正	誤
4.	誤	誤	誤	正
5.	正	正	誤	正

【6】毒物劇物販売業者の登録を受けようとする者の店舗の設備、又はその者の登録基準に関する記述について、正しいものの組合せを1～5から一つ選べ。

A．毒物又は劇物とその他の物とを区分して貯蔵できる設備であること。

B．毒物又は劇物を貯蔵する場所が性質上かぎをかけることができないものであるときは、その周囲を常時監視できる防犯設備があること。

C．設備基準に適合しなくなり、その改善を命ぜられたにもかかわらず従わないで登録の取消しを受けた場合、その取消しの日から起算して2年を経過した者であること。

D．毒物又は劇物を含有する粉じん、蒸気又は廃水の処理に要する設備又は器具を備えていること。

1. A、B   2. A、C   3. A、D
4. B、C   5. B、D

【7】毒物劇物営業者が行う手続きに関する記述の正誤について、正しい組合せを1～5から一つ選べ。

A. 法人である毒物又は劇物の販売業者の代表取締役が変更となった場合は、届出が必要である。

B. 毒物又は劇物の販売業者が、隣接地に店舗を新築、移転（店舗の所在地の変更）した場合は、新たに登録が必要である。

C. 毒物劇物営業者は、登録票を破り、汚し、又は失ったときは、登録票の再交付を申請することができる。

	A	B	C
☑ 1.	正	正	正
2.	正	誤	正
3.	正	誤	誤
4.	誤	正	正
5.	誤	正	誤

【8】次の記述は、政令第36条の5第2項の条文である。（　）の中に入れるべき字句の正しい組合せを1～5から一つ選べ。

　毒物劇物営業者は、毒物劇物取扱責任者として厚生労働省令で定める者を置くときは、当該毒物劇物取扱責任者がその製造所、営業所又は店舗において毒物又は劇物による保健衛生上の（A）を確実に（B）するために必要な設備の設置、（C）の配置その他の措置を講じなければならない。

	A	B	C
☑ 1.	安全対策	実施	補助者
2.	安全対策	監視	衛生管理者
3.	危害	監視	衛生管理者
4.	危害	防止	衛生管理者
5.	危害	防止	補助者

【9】都道府県知事が行う毒物劇物取扱者試験に合格した者で、法第8条第2項に規定されている毒物劇物取扱責任者となることができない絶対的欠格事由（その事由に該当する場合、一律に資格が認められないこと）に該当する記述の正誤について、正しい組合せを1〜5から一つ選べ。

A．過去に、麻薬、大麻、あへん又は覚せい剤の中毒者であった者

B．18歳未満の者

C．道路交通法違反で懲役の刑に処せられ、その執行を終り、又は執行を受けることがなくなった日から起算して3年を経過していない者

D．毒物劇物営業者が登録を受けた製造所、営業所又は店舗での実務経験が2年に満たない者

	A	B	C	D
☑ 1.	正	正	誤	正
2.	正	誤	誤	誤
3.	正	誤	誤	正
4.	誤	正	正	正
5.	誤	正	誤	誤

【10】次の記述は、法第10条第1項の条文の一部である。（　）の中に入れるべき字句の正しい組合せを1〜5から一つ選べ。

　　毒物劇物営業者は、次の各号のいずれかに該当する場合には、（A）以内に、その製造所、営業所又は店舗の所在地の都道府県知事にその旨を届け出なければならない。

一　（省略）

二　毒物又は劇物を製造し、（B）し、又は（C）する設備の重要な部分を変更したとき。

三　（省略）

四　（省略）

	A	B	C
☑ 1.	15日	貯蔵	陳列
2.	15日	陳列	保管
3.	30日	貯蔵	運搬
4.	30日	陳列	保管
5.	30日	保管	運搬

【11】 次の記述は、法第12条第1項の条文である。（　）の中に入れるべき字句の
正しい組合せを1～5から一つ選べ。

　　毒物劇物営業者及び特定毒物研究者は、毒物又は劇物の容器及び被包に、
「（A）」の文字及び毒物については（B）をもって「毒物」の文字、劇物につい
ては（C）をもって「劇物」の文字を表示しなければならない。

	A	B	C
☑ 1.	医薬用外	赤地に白色	白地に赤色
2.	医薬用外	白地に赤色	赤地に白色
3.	医薬用外	黒地に白色	赤地に白色
4.	医療用外	赤地に白色	白地に赤色
5.	医療用外	黒地に白色	赤地に白色

【12】 法第12条第2項の規定に基づき、毒物又は劇物の製造業者又は輸入業者が
有機燐化合物たる毒物又は劇物を販売又は授与するときに、その容器及び被包に
表示しなければならない事項の正誤について、正しい組合せを1～5から一つ選
べ。

A. 毒物又は劇物の名称
B. 毒物又は劇物の成分及びその含量
C. 毒物又は劇物の使用期限及び製造番号
D. 毒物又は劇物の解毒剤の名称

	A	B	C	D
☑ 1.	正	正	誤	正
2.	正	誤	正	誤
3.	誤	誤	誤	正
4.	正	正	誤	誤
5.	誤	正	正	誤

【13】省令第11条の6の規定に基づき、毒物又は劇物の製造業者が製造したジメチルー2・2－ジクロルビニルホスフェイト（別名：DDVP）を含有する製剤（衣料用の防虫剤に限る。）を販売し、又は授与するとき、その容器及び被包に、取扱及び使用上特に必要な表示事項として定められている事項について、正しいものの組合せを1～5から一つ選べ。

A．使用直前に開封し、包装紙等は直ちに処分すべき旨

B．使用の際、手足や皮膚、特に眼にかからないように注意しなければならない旨

C．眼に入った場合は、直ちに流水でよく洗い、医師の診断を受けるべき旨

D．小児の手の届かないところに保管しなければならない旨

☑ 1．A、B   2．A、C   3．A、D
    4．B、C   5．C、D

【14】法第13条の2の規定に基づく、「毒物又は劇物のうち主として一般消費者の生活の用に供されると認められるものであって政令で定めるもの（劇物たる家庭用品）」の正誤について、正しい組合せを1～5から一つ選べ。なお、劇物たる家庭用品は住宅用の洗浄剤で液体状のものに限る。

A．塩化水素を含有する製剤たる劇物

B．水酸化ナトリウムを含有する製剤たる劇物

C．次亜塩素酸ナトリウムを含有する製剤たる劇物

D．硫酸を含有する製剤たる劇物

	A	B	C	D
☑ 1．	正	誤	正	誤
2．	正	誤	誤	正
3．	誤	正	正	誤
4．	正	誤	正	正
5．	誤	誤	誤	正

【15】法第14条第２項の規定に基づき、毒物劇物営業者が、毒物又は劇物を毒物劇物営業者以外の者に販売し、又は授与するとき、当該譲受人から提出を受けなければならない書面に記載等が必要な事項の正誤について、正しい組合せを１〜５から一つ選べ。

A．毒物又は劇物の名称及び数量
B．譲受人の氏名、職業及び住所
C．譲受人の押印
D．毒物又は劇物の使用目的

	A	B	C	D
☑ 1.	正	誤	誤	正
2.	誤	誤	正	正
3.	正	正	誤	正
4.	誤	正	正	誤
5.	正	正	正	誤

【16】法第15条に規定されている、毒物又は劇物の交付の制限等に関する記述の正誤について、正しい組合せを１〜５から一つ選べ。

A．父親の委任状を持参し受け取りに来た16歳の高校生に対し、学生証等でその住所及び氏名を確認すれば、毒物又は劇物を交付することができる。
B．薬事に関する罪を犯し、罰金以上の刑に処せられ、その執行を終わり、又は執行を受けることがなくなった日から起算して３年を経過していない者に対し、毒物又は劇物を交付することができない。
C．法第３条の４に規定されている引火性、発火性又は爆発性のある劇物を交付する場合は、厚生労働省令の定めるところにより、その交付を受ける者の氏名及び住所を確認した後でなければ、交付してはならない。
D．毒物又は劇物の交付を受ける者の確認に関する事項を記載した帳簿を、最終の記載をした日から５年間、保存しなければならない。

	A	B	C	D
☑ 1.	正	正	正	誤
2.	正	正	誤	正
3.	正	誤	誤	誤
4.	誤	誤	正	正
5.	誤	誤	正	誤

【17】次の記述は、政令第40条の条文の一部である。（　）の中に入れるべき字句の正しい組合せを1～5から一つ選べ。

　　法第15条の2の規定により、毒物若しくは劇物又は法第11条第2項に規定する政令で定める物の廃棄の方法に関する技術上の基準を次のように定める。

一　中和、（A）、酸化、還元、稀釈その他の方法により、毒物及び劇物並びに法第11条第2項に規定する政令で定める物のいずれにも該当しない物とすること。

二　ガス体又は揮発性の毒物又は劇物は、保健衛生上危害を生ずるおそれがない場所で、少量ずつ放出し、又は（B）させること。

三　可燃性の毒物又は劇物は、保健衛生上危害を生ずるおそれがない場所で、少量ずつ（C）させること。

　　（以下、省略）

	A	B	C
☑ 1.	電気分解	揮発	拡散
2.	電気分解	沈殿	拡散
3.	電気分解	沈殿	燃焼
4.	加水分解	揮発	燃焼
5.	加水分解	沈殿	燃焼

【18】荷送人が、運送人に水酸化ナトリウム10％を含有する製剤（以下、「製剤」という。）の運搬を委託する場合、政令第40条の6に規定されている荷送人の通知義務に関する記述の正誤について、正しい組合せを1～5から一つ選べ。

A．車両で運搬する業務を委託した際、製剤の数量が、1回につき500kgだったため、事故の際に講じなければならない応急措置の内容を記載した書面の交付を行わなかった。

B．1回の運搬につき1,500kgの製剤を、鉄道を使用して運搬する場合、通知する書面に、劇物の名称、成分及びその含量並びに数量並びに廃棄の方法を記載しなければならない。

C．1回の運搬につき2,000kgの製剤を、車両を使用して運搬する場合、通知する書面に、劇物の名称、成分及びその含量並びに数量並びに事故の際に講じなければならない応急の措置の内容を記載した。

D．運送人の承諾を得なければ、書面の交付に代えて、当該書面に記載すべき事項を電子情報処理組織を使用する方法により提供しても、書面を交付したものとみなされない。

	A	B	C	D
☑ 1.	誤	正	誤	誤
2.	正	正	誤	誤
3.	誤	誤	正	誤
4.	正	正	誤	正
5.	正	誤	正	正

【19】法第18条に規定されている立入検査等に関する記述の正誤について、正しい組合せを1～5から一つ選べ。ただし、「都道府県知事」は、毒物又は劇物の販売業にあってはその店舗の所在地が保健所を設置する市又は特別区の区域にある場合においては市長又は区長とする。

A．都道府県知事は、保健衛生上必要があると認めるときは、毒物劇物営業者から必要な報告を徴することができる。

B．都道府県知事は、保健衛生上必要があると認めるときは、毒物劇物監視員に、毒物劇物販売業者の店舗に立ち入り、帳簿その他の物件を検査させることができる。

C．都道府県知事は、犯罪捜査上必要があると認めるときは、毒物劇物監視員に、毒物劇物販売業者の店舗に立ち入り、試験のため必要な最小限度の分量に限り、毒物若しくは劇物を収去させることができる。

D．毒物劇物監視員は、その身分を示す証票を携帯し、関係者の請求があるときは、これを提示しなければならない。

	A	B	C	D
☑ 1.	正	正	正	誤
2.	正	正	誤	正
3.	正	誤	正	誤
4.	誤	誤	誤	正
5.	誤	誤	誤	誤

【20】 法第22条第１項に規定されている届出の必要な業務上取扱者が、都道府県
知事（その事業場の所在地が保健所を設置する市又は特別区の区域にある場合に
おいては、市長又は区長。）に届け出る事項の正誤について、正しい組合せを１
～５から一つ選べ。

A．氏名又は住所（法人にあっては、その名称及び主たる事務所の所在地）

B．シアン化ナトリウム又は政令で定めるその他の毒物若しくは劇物のうち取り
扱う毒物又は劇物の品目

C．シアン化ナトリウム又は政令で定めるその他の毒物若しくは劇物のうち取り
扱う毒物又は劇物の数量

D．事業場の所在地

	A	B	C	D
☑ 1.	正	正	正	正
2.	正	誤	正	誤
3.	正	正	誤	正
4.	誤	正	誤	正
5.	誤	誤	正	誤

〔基礎化学〕

【21】 次の原子に関する記述について、（ ）の中に入れるべき字句の正しい組合
せを１～５から一つ選べ。

原子は、中心にある原子核と、その周りに存在する電子で構成されていて、原
子核は陽子と中性子からできている。原子の原子番号は（A）で示され、原子の
質量数は（B）となる。原子番号は同じでも、質量数が異なる原子が存在するも
のもあり、これらを互いに（C）という。

	A	B	C
☑ 1.	陽子数	陽子数と電子数の和	同素体
2.	陽子数	陽子数と中性子数の和	同素体
3.	陽子数	陽子数と中性子数の和	同位体
4.	中性子数	陽子数と中性子数の和	同素体
5.	中性子数	陽子数と電子数の和	同位体

【22】次の化合物とその結合様式について、正しい組合せを1～5から一つ選べ。

	$MgCl_2$	NH_3	ZnO
☑ 1.	イオン結合	共有結合	金属結合
2.	イオン結合	共有結合	イオン結合
3.	金属結合	共有結合	金属結合
4.	共有結合	イオン結合	イオン結合
5.	共有結合	イオン結合	金属結合

【23】5.0％の塩化ナトリウム水溶液700gと15％の塩化ナトリウム水溶液300gを混合した溶液は何％になるか。最も近い値を1～5から一つ選べ。ただし、％は質量パーセント濃度とする。

☑ 1. 7.0 2. 8.0 3. 9.0
4. 10 5. 11

【24】塩化ナトリウムを水に溶かして、濃度が2.00mol/Lの水溶液を500mLつくった。この溶液に用いた塩化ナトリウムは何gか。最も近い値を1～5から一つ選べ。ただし、Naの原子量を23.0、Clの原子量を35.5とする。

☑ 1. 14.6 2. 23.4 3. 58.5 4. 117 5. 234

【25】pH 3の酢酸水溶液のモル濃度は何mol/Lになるか。最も近い値を1～5から一つ選べ。ただし、この溶液の温度は25℃、この濃度における酢酸の電離度は0.020とする。

☑ 1. 0.50 2. 0.10 3. 0.050 4. 0.010 5. 0.0010

【26】次のコロイドに関する記述について、正しいものの組合せを1～5から一つ選べ。

A．チンダル現象は、コロイド粒子自身の熱運動によるものである。

B．透析は、コロイド粒子が半透膜を透過できない性質を利用している。

C．コロイド溶液に直流電圧をかけると、陽極又は陰極に向かってコロイド粒子が移動する現象を電気泳動という。

D．タンパク質やデンプンなどのコロイドは、疎水コロイドである。

☑ 1. A、B 2. A、D 3. B、C
4. B、D 5. C、D

【27】次の沸点又は沸騰に関する記述について、<u>誤っているもの</u>を1～5から一つ選べ。

☑ 1．沸騰は、液体の蒸気圧が外圧（大気圧）と等しくなったときに起こる。
2．純物質では、液体が沸騰を始めると、すべて気体になるまで温度は沸点のまま一定である。
3．富士山の山頂では、外圧が低いため、水は100℃より低い温度で沸騰する。
4．水の沸点は、同族元素の水素化合物の中では、著しく高い。
5．イオン結合で結ばれた物質は、沸点が低い。

【28】次の分子結晶に関する記述について、<u>誤っているもの</u>を1～5から一つ選べ。

☑ 1．分子が分子間力によって規則的に配列した結晶である。
2．氷は分子結晶である。
3．ヨウ素は分子結晶である。
4．融解すると電気を通す。
5．昇華性を持つものが多い。

【29】亜鉛板と銅板を導線で接続して希硫酸に浸した電池（ボルタ電池）に関する記述の正誤について、正しい組合せを1～5から一つ選べ。

A．イオン化傾向の大きい亜鉛が、水溶液中に溶け出す。
B．亜鉛は還元されている。
C．銅板表面では水素が発生する。

	A	B	C
☑ 1．	正	誤	正
2．	誤	正	正
3．	正	正	正
4．	誤	正	誤
5．	正	誤	誤

【30】 次の物質を水に溶かした場合に、酸性を示すものの組合せを1～5から一つ選べ。

A．CH₃COONa

B．NH₄Cl

C．K₂SO₄

D．CuSO₄

☑ 1．A、B　　　　2．A、C　　　　3．B、C

4．B、D　　　　5．C、D

【31】 次の金属イオンの反応に関する記述について、<u>誤っているもの</u>を1～5から一つ選べ。

☑ 1．Pb^{2+}を含む水溶液に希塩酸を加えると、白色の沈殿を生成する。

2．Cu^{2+}を含む水溶液に硫化水素を通じると、黒色の沈殿を生成する。

3．Ba^{2+}を含む水溶液は、黄緑色の炎色反応を呈する。

4．Na^+を含む水溶液に炭酸アンモニウム水溶液を加えると、白色の沈殿を生成する。

5．K^+を含む水溶液は、赤紫色の炎色反応を呈する。

【32】 次の錯イオンに関する記述について、（　）の中に入れるべき字句の正しい組合せを1～5から一つ選べ。なお、複数箇所の（A）内には、同じ字句が入る。

金属イオンを中心として、非共有電子対をもつ分子や陰イオンが（A）結合してできたイオンを錯イオンという。例えば、硫酸銅（Ⅱ）$CuSO_4$水溶液に塩基の水溶液を加えて生じた水酸化銅（Ⅱ）$Cu(OH)_2$の沈殿に、過剰のアンモニア水NH_3を加えると、水酸化銅（Ⅱ）の沈殿は溶け、（B）の水溶液になるが、これはテトラアンミン銅（Ⅱ）イオン$[Cu(NH_3)_4]^{2+}$が生じるからである。このとき、非共有電子対を与えて（A）結合する分子や陰イオンのことを、（C）という。

	A	B	C
☑ 1．	配位	深青色	配位子
2．	配位	深青色	錯塩
3．	イオン	深青色	配位子
4．	イオン	無色	配位子
5．	イオン	無色	錯塩

【33】次の有機化合物に関する記述について、（　）の中に入れるべき字句の正しい組合せを1～5から一つ選べ。なお、複数箇所の（A）内には、同じ字句が入る。

炭素と水素でできた化合物を（A）といい、（A）を構成する原子は共有結合で結合している。炭素原子間の結合は、単結合だけでなく、二重結合や三重結合を作ることもあり、二重結合と三重結合はまとめて（B）と呼ばれている。例えば、アセチレンのようなアルキンは、（C）結合を1つもっている化合物である。

	A	B	C
1.	炭水化物	飽和結合	二重
2.	炭水化物	不飽和結合	三重
3.	炭化水素	飽和結合	二重
4.	炭化水素	飽和結合	三重
5.	炭化水素	不飽和結合	三重

【34】次の有機化合物に関する一般的な記述について、誤っているものを1～5から一つ選べ。

1. ジエチルエーテルは、単にエーテルとも呼ばれ、無色の揮発性の液体で引火性がある。
2. 無水酢酸は、酢酸2分子から水1分子が取れてできた化合物であり、酸性を示さない。
3. アセトンは、芳香のある無色の液体で、水にも有機溶剤にもよく溶ける。
4. 乳酸は、不斉炭素原子を持つ化合物であるため、鏡像異性体が存在する。
5. アニリンは、不快なにおいを持つ弱酸性の液体である。

【35】次の化学反応式のうち、酸化還元反応であるものの組合せを1～5から一つ選べ。

A. $2H_2S + O_2 \longrightarrow 2S + 2H_2O$

B. $CH_3COOH + C_2H_5OH \longrightarrow CH_3COOC_2H_5 + H_2O$

C. $2H_2SO_4 + Cu \longrightarrow CuSO_4 + SO_2 + 2H_2O$

D. $CO_2 + 2NaOH \longrightarrow Na_2CO_3 + H_2O$

1. A、B　　2. A、C　　3. B、C
4. B、D　　5. C、D

〔実地（性質・貯蔵・取扱い方法等）〕

※　「毒物及び劇物の廃棄の方法に関する基準」及び「毒物及び劇物の運搬事故時における応急措置に関する基準」は、それぞれ厚生省（現厚生労働省）から通知されたものをいう。

【36】次のA～Eのうち、すべての物質が劇物に指定されているものの、正しい組合せを1～5から一つ選べ。ただし、物質はすべて原体とする。

A．ブロムエチル、ブロムメチル、ブロモ酢酸エチル

B．トルエン、ベンゼンチオール、メチルエチルケトン

C．一酸化鉛、二酸化鉛、三弗化燐

D．クロロホルム、メタノール、四塩化炭素

E．クロルスルホン酸、クロルピクリン、トリクロロシラン

☑　1．A、B　　　　2．A、C　　　　3．B、D
　　4．C、E　　　　5．D、E

【37】次のA～Eのうち、すべての物質が毒物に指定されているものの、正しい組合せを1～5から一つ選べ。ただし、物質はすべて原体とする。

A．臭化銀、重クロム酸カリウム、メチルアミン

B．ジボラン、セレン化水素、四弗化硫黄

C．塩化第二水銀（別名：塩化水銀（Ⅱ））、塩化ホスホリル、酢酸タリウム

D．ジクロル酢酸、2－メルカプトエタノール、モノフルオール酢酸

E．ヒドラジン、弗化スルフリル、ホスゲン

☑　1．A、B　　　　2．A、D　　　　3．B、E
　　4．C、D　　　　5．C、E

【38】「毒物及び劇物の廃棄の方法に関する基準」に基づく、次の物質の廃棄方法に関する記述の正誤について、正しい組合せを1～5から一つ選べ。

A．アニリンは、可燃性溶剤とともに、焼却炉の火室に噴霧し焼却する。

B．塩素は、多量の酸性水溶液に吹き込んだ後、多量の水で希釈して処理する。

C．過酸化水素は、多量の水で希釈して処理する。

D．酢酸エチルは、アルカリ水溶液で中和した後、多量の水で希釈して処理する。

	A	B	C	D
☑ 1.	正	正	誤	誤
2.	正	誤	正	誤
3.	誤	正	正	正
4.	正	誤	誤	正
5.	誤	正	誤	正

【39】「毒物及び劇物の廃棄の方法に関する基準」に基づく、次の物質の廃棄方法に関する記述について、該当する物質名との最も適切な組合せを1～5から一つ選べ。

（物質名）過酸化ナトリウム、ぎ酸、硅弗化ナトリウム

A．可燃性溶剤とともにアフターバーナー及びスクラバーを備えた焼却炉で焼却する。

B．水に溶かし、水酸化カルシウム（消石灰）等の水溶液を加えて処理した後、希硫酸を加えて中和し、沈殿ろ過して埋立処分する。

C．水に加えて希薄な水溶液とし、酸で中和した後、多量の水で希釈して処理する。

	A	B	C
☑ 1.	過酸化ナトリウム	ぎ酸	硅弗化ナトリウム
2.	過酸化ナトリウム	硅弗化ナトリウム	ぎ酸
3.	ぎ酸	過酸化ナトリウム	硅弗化ナトリウム
4.	ぎ酸	硅弗化ナトリウム	過酸化ナトリウム
5.	硅弗化ナトリウム	ぎ酸	過酸化ナトリウム

【40】「毒物及び劇物の運搬事故時における応急措置に関する基準」に基づく、次の物質の飛散又は漏えい時の措置として、該当する物質名との最も適切な組合せを１～５から一つ選べ。なお、作業にあたっては、風下の人を避難させる、飛散又は漏えいした場所の周辺にはロープを張るなどして人の立入りを禁止する、作業の際には必ず保護具を着用する、風下で作業をしない、廃液が河川等に排出されないように注意する、付近の着火源となるものは速やかに取り除く、などの基本的な対応を行っているものとする。

（物質名）五塩化燐、硝酸バリウム、四アルキル鉛

A．飛散したものは密閉可能な空容器にできるだけ回収し、そのあとを水酸化カルシウム、無水炭酸ナトリウム等の水溶液を用いて処理し、多量の水を用いて洗い流す。

B．飛散したものは空容器にできるだけ回収し、そのあとを硫酸ナトリウムの水溶液を用いて処理し、多量の水を用いて洗い流す。

C．少量の場合、漏えいした液は過マンガン酸カリウム水溶液（５％）、さらし粉水溶液又は次亜塩素酸ナトリウム水溶液で処理するとともに、至急関係先に連絡し専門家に任せる。

	A	B	C
☑ 1.	五塩化燐	硝酸バリウム	四アルキル鉛
2.	五塩化燐	四アルキル鉛	硝酸バリウム
3.	硝酸バリウム	四アルキル鉛	五塩化燐
4.	四アルキル鉛	硝酸バリウム	五塩化燐
5.	四アルキル鉛	五塩化燐	硝酸バリウム

【41】次の物質とその用途の正誤について、正しい組合せを１～５から一つ選べ。

物質	用途
A．クレゾール	防腐剤、消毒剤
B．硅弗化水素酸	漂白剤
C．アクリルニトリル	化学合成上の主原料で合成繊維の原料

	A	B	C
☑ 1.	正	正	誤
2.	正	誤	正
3.	誤	正	正
4.	誤	正	誤
5.	誤	誤	正

【42】 クロルピクリンの熱への安定性及び用途について、最も適切な組合せを1
〜5から一つ選べ。

	熱への安定性	用途
☑ 1.	熱に安定	保冷剤
2.	熱に安定	土壌燻蒸剤
3.	熱に安定	接着剤
4.	熱に不安定で分解	土壌燻蒸剤
5.	熱に不安定で分解	保冷剤

【43】 次の物質とその毒性に関する記述の正誤について、正しい組合せを1〜5
から一つ選べ。

物質　　　　　　　　　　　　　　　毒性

A．セレン …………… 吸入した場合、のどを刺激する。はなはだしい場合には、
肺炎を起こすことがある。

B．酢酸エチル ……… 吸入した場合、短時間の興奮期を経て、麻酔状態に陥る
ことがある。

C．臭素 ……………… 吸入した場合、皮膚や粘膜が青黒くなる（チアノーゼ症
状）。頭痛、めまい、眠気がおこる。はなはだしい場合に
は、こん睡、意識不明となる。

	A	B	C
☑ 1.	誤	正	正
2.	誤	正	誤
3.	誤	誤	正
4.	正	誤	正
5.	正	正	誤

【44】次の物質とその中毒の対処に適切な解毒剤・拮抗剤の正誤について、正しい組合せを1～5から一つ選べ。

	物質	解毒剤・拮抗剤
A.	蓚酸塩類 …………………	アセトアミド
B.	シアン化合物 …………	硫酸アトロピン
C.	ヨード …………………	澱粉溶液

	A	B	C
☑ 1.	誤	正	正
2.	誤	正	誤
3.	誤	誤	正
4.	正	正	誤
5.	正	誤	正

【45】次の物質とその貯蔵方法に関する記述の正誤について、正しい組合せを1～5から一つ選べ。

	物質	貯蔵方法
A.	アクロレイン ………	安定剤を加えて空気を遮断して貯蔵する。
B.	過酸化水素 …………	少量ならば褐色ガラス瓶、大量ならばカーボイなどを使用し、3分の1の空間を保ち、日光を避け、有機物、金属粉等と離して、冷所に保管する。
C.	ピクリン酸 …………	亜鉛又はスズメッキをほどこした鉄製容器に保管し、高温を避ける。

	A	B	C
☑ 1.	誤	正	正
2.	誤	正	誤
3.	誤	誤	正
4.	正	正	誤
5.	正	誤	正

【46】次の物質とその性状に関する記述の正誤について、正しい組合せを1〜5から一つ選べ。

物質 性状

A．ベンゼンチオール ……… 無色または淡黄色の透明な液体。水に難溶、ベンゼン、エーテル、アルコールに可溶。

B．ブロムエチル …………… 無色透明、揮発性の液体。強く光線を屈折し、中性の反応を呈する。エーテル様の香気と、灼くような味を有する。

C．ニトロベンゼン ………… 無色又は微黄色の吸湿性の液体で、強い苦扁桃（アーモンド）様の香気をもち、光線を屈折させる。

	A	B	C
1.	正	正	誤
2.	正	正	正
3.	誤	正	誤
4.	正	誤	正
5.	誤	誤	誤

【47】次の物質とその性状に関する記述の正誤について、正しい組合せを1〜5から一つ選べ。

物質 性状

A．無水クロム酸 ………… 暗赤色の結晶。潮解性があり、水に易溶。酸化性、腐食性が大きい。強酸性。

B．アセトニトリル ……… 無色又はわずかに着色した透明の液体で、特有の刺激臭がある。可燃性で、高濃度のものは空気中で白煙を生じる。

C．ホルマリン …………… 無色の催涙性透明液体。刺激臭を有する。空気中の酸素によって一部酸化され、ぎ酸を生じる。

	A	B	C
1.	正	誤	正
2.	正	正	誤
3.	正	正	正
4.	誤	正	正
5.	誤	誤	誤

【48】次の物質とその性状に関する記述の正誤について、正しい組合せを1～5から一つ選べ。

　　　　　　物質　　　　　　　　　　　　性状

A．ピクリン酸 ……………… 淡黄色の光沢ある小葉状あるいは針状結晶。純品は無臭。徐々に熱すると昇華するが、急熱あるいは衝撃により爆発する。

B．ベタナフトール …………… 無色の光沢のある小葉状結晶あるいは白色の結晶性粉末。かすかなフェノール様臭気と、灼くような味を有する。

C．塩化第一銅 ………………… 濃い藍色の結晶で、風解性があり、水に可溶。
　　（別名：塩化銅（Ⅰ））　　水溶液は青いリトマス紙を赤くし、酸性反応を呈する。

	A	B	C
1．	誤	正	正
2．	正	誤	正
3．	正	正	正
4．	正	正	誤
5．	誤	誤	誤

【49】次の物質とその識別方法に関する記述の正誤について、正しい組合せを1～5から一つ選べ。

　　　　　　物質　　　　　　　　　　　　識別方法

A．硝酸銀 ………………… 鉄屑を加えて熱すると藍色を呈して溶け、その際に赤褐色の蒸気を発生する。

B．硫酸亜鉛 ……………… 水に溶かして硫化水素を通じると、白色の沈殿を生じる。また、水に溶かして塩化バリウムを加えると白色の沈殿を生じる。

C．トリクロル酢酸 ……… 水酸化ナトリウム溶液を加えて熱すれば、クロロホルムの臭気を放つ。

	A	B	C
1．	正	正	誤
2．	誤	正	正
3．	正	正	正
4．	正	誤	正
5．	誤	誤	誤

【50】 次の物質とその取扱上の注意に関する記述の正誤について、正しい組合せを1～5から一つ選べ。

	物質	取扱上の注意
A．	カリウム	水、二酸化炭素、ハロゲン化炭化水素と激しく反応するので、これらと接触させない。
B．	メタクリル酸	重合防止剤が添加されているが、加熱、直射日光、過酸化物、鉄錆等により重合が始まり、爆発することがある。
C．	沃化水素酸	引火しやすく、また、その蒸気は空気と混合して爆発性混合ガスを形成するので火気には近づけない。

	A	B	C
☑ 1．	誤	正	正
2．	誤	誤	誤
3．	正	誤	正
4．	正	正	正
5．	正	正	誤

【1】3

〔解説〕A．取締法第1条（取締法の目的）。

B．毒物とは、取締法 別表第1に掲げられている物であって、「医薬品及び医薬部外品以外のもの」をいう。従って、「別途政令で定める医薬品は毒物から除外される」という記述は誤り。取締法第2条（定義）第1項。

C．取締法第2条（定義）第2項。

D．毒物であって、取締法 別表第3に掲げられているものは「特定毒物」である。取締法第2条（定義）第3項。

【2】1

〔解説〕A．取締法第3条の2（特定毒物の禁止規定）第8項、施行令第1条（四アルキル鉛を含有する製剤）各号。石油精製業者は「特定毒物使用者」に該当し、ガソリンへの混入を目的とする四アルキル鉛を含有する製剤を使用することができる。

B．取締法第3条の2（特定毒物の禁止規定）第2項。

C．特定毒物使用者とは、特定毒物を使用することができる者として品目ごとに政令で指定する者のことをいい、都道府県知事の許可は必要ない。取締法第3条の2（特定毒物の禁止規定）第3項。

D．取締法第3条の2（特定毒物の禁止規定）第10項。

【3】4

〔解説〕A＆E．いずれも政令で定めるものに該当しない。

B～D．取締法第3条の3（シンナー乱用の禁止）、施行令第32条の2（興奮、幻覚又は麻酔の作用を有する物）。メタノール又は酢酸エチルを含有する接着剤・シンナー、トルエンのほか、トルエンを含有するシンナー等が定められている。

【4】1

〔解説〕A．販売業の登録を受けた者のほか、製造業又は輸入業の登録を受けた者も、毒物劇物営業者に対して、毒物又は劇物を販売することができる。取締法第3条（毒物劇物の禁止規定）第3項。

B．取締法第4条（営業の登録）第3項。

C．取締法第4条の2（販売業の登録の種類）第1号、取締法第4条の3（販売品目の制限）第1項、第2項。販売業は登録の種類により販売できる品目が定められているが、一般販売業の登録を受けた者は販売品目の制限が定められていないため、全ての毒物劇物を販売できる。

D．毒物又は劇物を直接取り扱うかどうかにかかわらず、販売業の登録を受けなければ毒物又は劇物を販売することはできない。取締法第3条（毒物劇物の禁止規定）第3項。

【5】2

〔解説〕A．取締法第4条（営業の登録）第1項。

B．毒物劇物製造業者は、毒物又は劇物の製造のために特定毒物を「使用することができる」。取締法第3条の2（特定毒物の禁止規定）第3項。

C．取締法第3条（毒物劇物の禁止規定）第2項。毒物又は劇物を販売又は授与の目的以外で輸入する場合は、毒物又は劇物の輸入業の登録は必要ない。

D．「30日以内に」⇒「あらかじめ」。取締法第9条（登録の変更）第1項。

【6】2

〔解説〕A．施行規則第4条の4（製造所等の設備）第1項第2号イ、第2項。

B．「その周囲を常時監視できる防犯設備があること」⇒「その周囲に、堅固なさくが設けてあること」。施行規則第4条の4（製造所等の設備）第1項第2号ホ、第2項。

C．取締法第5条（登録基準）。

D．選択肢の記述は製造所の設備の基準であり、販売業の店舗の設備には適用されない。施行規則第4条の4（製造所等の設備）第1項第1号ロ、第2項。

【7】4

〔解説〕A．法人の代表取締役を変更したときの届出は不要。届出が必要となるのは、法人の名称又は所在地を変更した場合である。取締法第10条（届出）第1項第1号。

B．取締法第10条（届出）第1項第4号、取締法第4条（営業の登録）第1項。店舗を移転する場合は、旧店舗で営業廃止の届出をしてから、移転先で新たに登録を受ける必要がある。

C．施行令第36条（登録票又は許可証の再交付）第1項。

【8】5

〔解説〕施行令第36条の5（厚生労働省令で定める者に係る保健衛生上の危害の防止のための措置）第2項。

> （略）、当該毒物劇物取扱責任者がその製造所、営業所又は店舗において毒物又は劇物による保健衛生上の（A：危害）を確実に（B：防止）するために必要な設備の設置、（C：補助者）の配置その他の措置を講じなければならない。

【9】5

〔解説〕A．麻薬、大麻、あへん又は覚せい剤の中毒者は、毒物劇物取扱責任者となることができないが、過去において中毒者であった場合は、絶対的欠格事由に該当しない。取締法第8条（毒物劇物取扱責任者の資格）第2項第3号。

B．取締法第8条（毒物劇物取扱責任者の資格）第2項第1号。

C．毒物若しくは劇物又は薬事に関する罪で罰金以上の刑に処せられた場合は、執行を終わり3年を経過しなければ毒物劇物取扱責任者となることができないが、道交法違反であるため絶対的欠格事由に該当しない。取締法第8条（毒物劇物取扱責任者の資格）第2項第4号。

D．毒物劇物取扱責任者となるには、実務経験の有無は問わない。

【10】3

〔解説〕取締法第10条（届出）第1項第1～4号。

> 　毒物劇物営業者は、次の各号のいずれかに該当する場合には、（A：30日）以内に、その製造所、営業所又は店舗の所在地の都道府県知事にその旨を届け出なければならない。
> 　一　　（略）
> 　二　毒物又は劇物を製造し、（B：貯蔵）し、又は（C：運搬）する設備の重要な部分を変更したとき。
> 　三&四　　（略）

【11】1

〔解説〕取締法第12条（毒物又は劇物の表示）第1項。

> 　毒物劇物営業者及び特定毒物研究者は、毒物又は劇物の容器及び被包に、「（A：医薬用外）」の文字及び毒物については（B：赤地に白色）をもって「毒物」の文字、劇物については（C：白地に赤色）をもって「劇物」の文字を表示しなければならない。

【12】1

〔解説〕A～B&D．取締法第12条（毒物又は劇物の表示）第2項第1～3号。

　　　　C．使用期限及び製図番号は、表示しなければならない事項に含まれていない。

【13】3

〔解説〕A&D．施行規則第11条の6（取扱及び使用上特に必要な表示事項）第3号イ、ロ。

　　　　B&C．選択肢の記述は、塩化水素又は硫酸を含有する製剤（住宅用の洗浄剤で液体のものに限る）を販売し、又は授与するときに必要な表示事項である。施行規則第11条の6（取扱及び使用上特に必要な表示事項）第2号ロ、ハ。

【14】2

〔解説〕A&D．取締法第13条の2（一般消費者用の劇物）、施行令第39条の2（劇物たる家庭用品）、別表第1。

　　　　B&C．いずれも政令で定めるものに該当しない。

【15】5

〔解説〕A&B．取締法第14条（毒物又は劇物の譲渡手続）第1項第1号、第3号。

　　　　C．取締法第14条（毒物又は劇物の譲渡手続）第2項、施行規則第12条の2（毒物又は劇物の譲渡手続に係る書面）。

　　　　D．毒物又は劇物の使用目的は、記載等が必要な事項に含まれていない。

【16】4

〔解説〕A．18歳未満の者には毒物又は劇物を交付できない。取締法第15条（毒物又は
劇物の交付の制限等）第1項第1号。

　　　　B．選択肢の記述は「毒物劇物取扱責任者の資格」及び「特定毒物研究者の許
可」に関する規定である。取締法第8条（毒物劇物取扱責任者の資格）第2
項第4号、取締法第6条の2（特定毒物研究者の許可）第3項第3号。

　　　　C．取締法第15条（毒物又は劇物の交付の制限等）第2項、取締法第3条の4
（爆発性がある毒物劇物の所持禁止）、施行令第32条の3（発火性又は爆発性
のある劇物）。

　　　　D．取締法第15条（毒物又は劇物の交付の制限等）第4項。

【17】4

〔解説〕施行令第40条（廃棄の方法）第1〜3号。

一　中和、（A：加水分解）、酸化、還元、稀釈その他の方法により、毒物及び劇物並
びに法第11条第2項に規定する政令で定める物のいずれにも該当しない物とするこ
と。
二　ガス体又は揮発性の毒物又は劇物は、保健衛生上危害を生ずるおそれがない場所
で、少量ずつ放出し、又は（B：揮発）させること。
三　可燃性の毒物又は劇物は、保健衛生上危害を生ずるおそれがない場所で、少量ず
つ（C：燃焼）させること。

【18】5

〔解説〕A．施行令第40条の6（荷送人の通知義務）第1項、施行規則第13条の7（荷
送人の通知義務を要しない毒物又は劇物の数量）。1回の運搬が1,000kg以下
のため、書面を交付しなくてもよい。

　　　　B．「廃棄の方法」⇒「事故の際に講じなければならない応急の措置の内容」。
施行令第40条の6（荷送人の通知義務）第1項。

　　　　C．施行令第40条の6（荷送人の通知義務）第1項。

　　　　D．施行令第40条の6（荷送人の通知義務）第2項。

【19】2

〔解説〕A＆B．取締法第18条（立入検査等）第1項。

　　　　C．「犯罪捜査上」⇒「保健衛生上」。取締法第18条（立入検査等）第1項、第
4項。

　　　　D．取締法第18条（立入検査等）第3項。

【20】3

〔解説〕A〜B＆D．取締法第22条（業務上取扱者の届出等）第1項第1〜3号。

　　　　C．取り扱う毒物又は劇物の数量の届出は必要ない。

【21】3

〔解説〕原子は、中心にある原子核と、その周りに存在する電子で構成されていて、原子核は陽子と中性子からできている。原子の原子番号は（A：陽子数）で示され、原子の質量数は（B：陽子数と中性子数の和）となる。原子番号は同じでも、質量数が異なる原子が存在するものもあり、これらを互いに（C：同位体）という。

　　　　C. 同素体とは同じ元素からなる単体で、性質の異なる物質をいう。

【22】2

〔解説〕$MgCl_2$（塩化マグネシウム）…　マグネシウムイオンMg^{2+}と塩化物イオンCl^-
　　　　　　　　　　　　　　　　　　がイオン結合で結びついている。

　　　　NH_3（アンモニア）……………　非金属元素どうしである窒素Nと水素Hからなる共有結合で結びついている。

　　　　ZnO（酸化亜鉛）………………　亜鉛イオンZn^{2+}と酸化物イオンO^{2-}がイオン結合で結びついている。

【23】2

〔解説〕質量パーセント濃度5.0%の塩化ナトリウム水溶液700gに含まれる塩化ナトリウム（溶質）は、0.05×700g＝35gである。同様に、15%の塩化ナトリウム水溶液300gに含まれる塩化ナトリウムは、0.15×300g＝45gである。これらを混合したときの質量パーセント濃度を x とすると、次の等式が成り立つ。

$$質量パーセント濃度（\%）＝\frac{溶質の質量（g）}{溶液の質量（g）}×100$$

$$x\%＝\frac{35g＋45g}{700g＋300g}×100$$

$$x＝8.0（\%）$$

【24】3

〔解説〕塩化ナトリウムNaClの分子量＝23.0＋35.5＝58.5より、1mol＝58.5g。
　　　　濃度2.00mol/Lの場合、1Lあたり58.5×2＝117gの塩化ナトリウムが含まれる。従って、500mL（0.5L）では、117g×0.5L＝58.5gとなる。

【25】3

〔解説〕pH3を水素イオン濃度［H^+］で表わすと$1.0×10^{-3}$mol/L。酢酸CH_3COOHは1価の酸で、電離度は0.020である。求める濃度を x mol/Lとすると、次の式が成り立つ。

　　　　$1.0×10^{-3}$mol/L＝1 × x mol/L×0.020

　　　　　　　0.001＝0.020x

　　　　　　　　$x＝0.050（mol/L）$

【26】3
〔解説〕 A.「チンダル現象」⇒「ブラウン運動」。チンダル現象は、コロイド溶液に側
面から強い光を当てると光が散乱され、光の通路が輝いて見える現象をいう。
D.「疎水コロイド」⇒「親水コロイド」。タンパク質やデンプンなどは、水と
の親和力が大きいコロイドである。疎水コロイドは、水との親和力が小さい
コロイドをいう。

【27】5
〔解説〕 イオン結合で結ばれた物質は、沸点が「高い」。これは、イオン結合ではたらく
クーロン力が比較的強い力であるため原子間の結合も強く、結合が切れにくく
状態変化がしにくいためである。
4.水 H_2O と同族（16族）の水素化合物（硫化水素 H_2S、セレン化水素 H_2Se、
テルル化水素 H_2Te）のうち、水の水素結合が最も強く分子間力が非常に強い
ため、沸点も著しく高くなる。

【28】4
〔解説〕 分子結晶には電気伝導性がなく、電気をほぼ通さない。これは分子結晶が電気
的に中性であり、自由電子がないためである。なお、金属結晶のように電気伝
導性の高い物質はほぼ全て自由電子を持っており、自由電子が物質内を自由に
動き回ることによって電気が通じる。
2＆3.主な分子結晶として、氷 H_2O、ヨウ素 I_2、ドライアイス CO_2 がある。
5.分子結晶の特徴として、昇華性（固体から気体へ変化する性質）を持ち、
電気伝導性がない、融点が低い、柔らかく外力により壊れる点が挙げられる。

【29】1
〔解説〕 A＆B.金属の単体が水溶液中で電子を失い、陽イオンになろうとする性質の
ことをイオン化傾向という。イオン化傾向の大きな金属ほど、酸化されやす
く反応性が大きい。設問の場合、亜鉛 Zn と銅 Cu では亜鉛のほうがイオン化
傾向が大きく、「酸化」されて亜鉛イオン Zn^{2+} となり、水溶液中に溶け出す。
$Zn \longrightarrow Zn^{2+} + 2e^-$（酸化）
C.亜鉛板から発生した電子 e^- は、導線を通じて銅板へ移動する。このとき希
硫酸中の水素イオン H^+ が流れてきた電子を受け取り、還元されて水素 H_2 と
なる。 $2H^+ + 2e^- \longrightarrow H_2$（還元）

【30】4
〔解説〕 A.CH_3COONa（酢酸ナトリウム）は、弱酸＋強塩基からなる塩。
$CH_3COOH + NaOH \longrightarrow CH_3COONa + H_2O$
水溶液中で加水分解すると水酸化物イオン OH^- が生じるため、水溶液は
「塩基性」を示す。
$CH_3COONa \longrightarrow CH_3COO^- + Na^+$
$CH_3COO^- + H_2O \rightleftharpoons CH_3COOH + OH^-$

B．NH_4Cl（塩化アンモニウム）は、強酸＋弱塩基からなる塩。

$$HCl + NH_3 \longrightarrow NH_4Cl$$

水溶液中で加水分解するとオキソニウムイオンH_3O^+を生じるため、水溶液は「酸性」を示す。

$$NH_4Cl \longrightarrow NH_4^+ + Cl^-$$

$$NH_4^+ + H_2O \rightleftarrows NH_3 + H_3O^+$$

C．K_2SO_4（硫酸カリウム）は、強酸＋強塩基からなる塩。水溶液中で加水分解せずH^+やOH^-を生じないため、水溶液は「中性」を示す。

$$H_2SO_4 + 2KOH \longrightarrow K_2SO_4 + 2H_2O$$

D．$CuSO_4$（硫酸銅（Ⅱ））は、強酸＋弱塩基からなる塩。

$$H_2SO_4 + Cu(OH)_2 \longrightarrow CuSO_4 + 2H_2O$$

$$CuSO_4 \longrightarrow Cu^{2+} + SO_4^{2-}$$

銅（Ⅱ）イオンは水分子が配位結合してテトラアクア銅（Ⅱ）イオンとなり、オキソニウムイオンH_3O^+を生じるため、水溶液は「酸性」を示す。

$$[Cu(H_2O)_4]^{2+} + H_2O \rightleftarrows [Cu(OH)(H_2O)_3]^+ + H_3O^+$$

【31】4

〔解説〕ナトリウムNaなどのアルカリ金属はイオン化傾向が大きく、イオンになりやすい。イオンは水に溶けているため沈殿物を生成しない。従って、Na^+（ナトリウムイオン）を含む水溶液から沈殿物は生成されない。

1．Pb^{2+}（鉛イオン）を含む水溶液に希塩酸HClを加えると、白色の沈殿（塩化鉛$PbCl_2$）を生成する。　$Pb + 2HCl \longrightarrow PbCl_2 + H_2$

2．Cu^{2+}（銅イオン）を含む水溶液に硫化水素H_2Sを通じると、黒色の沈殿（硫化銅（Ⅱ）CuS）を生成する。　$Cu^{2+} + H_2S \longrightarrow CuS + 2H^+$

3．Ba^{2+}（バリウムイオン）を含む水溶液は、バリウムBaと同じ黄緑色の炎色反応を呈する。

5．K^+（カリウムイオン）を含む水溶液は、カリウムKと同じ赤紫色の炎色反応を呈する。

【32】1

〔解説〕金属イオンを中心として、非共有電子対をもつ分子や陰イオンが（A：配位）結合してできたイオンを錯イオンという。例えば、硫酸銅（Ⅱ）$CuSO_4$水溶液に塩基の水溶液を加えて生じた水酸化銅（Ⅱ）$Cu(OH)_2$の沈殿に、過剰のアンモニア水NH_3を加えると、水酸化銅（Ⅱ）の沈殿は溶け、（B：深青色）の水溶液になるが、これはテトラアンミン銅（Ⅱ）イオン$[Cu(NH_3)_4]^{2+}$が生じるからである。このとき、非共有電子対を与えて（A：配位）結合する分子や陰イオンのことを、（C：配位子）という。

令和４年度　関西

64

A．配位結合…結合する二つの原子のうち片方の原子の非共有電子対が提供され、それを両方の原子に共有してできる結合。

　　イオン結合…陽イオンと陰イオンの静電気的引力による結合。

B．$Cu(OH)_2 + 4NH_3 \rightleftharpoons [Cu(NH_3)_4]^{2+} + 2OH^-$

C．錯塩…錯イオンを含む塩のこと。

　　なお、配位子の数のことを配位数という。テトラアンミン銅（Ⅱ）イオンの場合、「アンミン」は配位子がNH_3であることを、「テトラ」は配位数が4であることを表す。

【33】5

〔解説〕炭素と水素でできた化合物を（A：炭化水素）といい、（A：炭化水素）を構成する原子は共有結合で結合している。炭素原子間の結合は、単結合だけでなく、二重結合や三重結合を作ることもあり、二重結合と三重結合はまとめて（B：不飽和結合）と呼ばれている。例えば、アセチレンのようなアルキンは、（C：三重）結合を1つもっている化合物である。

A．炭水化物…ブドウ糖などの単糖を構成成分とする有機化合物の総称。

C．アルカン…全て単結合からなる化合物。（例：エタンC_2H_6）

　　アルケン…二重結合を1つもつ化合物。（例：エチレンC_2H_4　$CH_2＝CH_2$）

　　アルキン…（C：三重）結合を1つもつ化合物。

　　　（例：アセチレンC_2H_2　$H－C≡C－H$）

【34】5

〔解説〕アニリン$C_6H_5NH_2$は、不快なにおいを持つ「弱塩基性」の液体で、最も簡単な構造を持つ芳香族アミン（塩基性を示す代表的な有機化合物）である。

1．ジエチルエーテル$C_2H_5OC_2H_5$は、エチル基「$C_2H_5－$」同士がエーテル結合した化合物である。

2．無水酢酸$(CH_3CO)_2O$は、酢酸2分子から水1分子が取れてできた脱水縮合の化合物である。カルボキシ基「$－COOH$」を持たず、水素イオンH^+を放出する能力を失っているため、酸性を示さない。

3．アセトンCH_3COCH_3は、カルボニル基「$＞C＝O$」に2つの炭化水素基が結合した化合物で、最も簡単な構造のケトンである。

4．乳酸は、カルボキシ基「$－COOH$」、メチル基「$－CH_3$」、ヒドロキシ基「$－OH$」、水素H原子の異なる4つの原子団が結合している不斉炭素原子を持つ化合物であるため、原子団の立体的配置が実体と鏡像の関係で互いに重ね合わせることができない鏡像異性体が存在する。

65

【35】2

〔解説〕

	酸化	還元
酸素Oの授受	酸素を受け取る	酸素を失う
水素Hの授受	水素を失う	水素を受け取る
酸化数	酸化数が増える	酸化数が減る

A．Hの授受に着目すると、H_2S（硫化水素）がHを失ってS（硫黄）になる酸化反応と、O_2（酸素）がHを受け取ってH_2O（水）になる還元反応が同時に起こる「酸化還元反応」であるとわかる。　$2H_2S + O_2 \longrightarrow 2S + 2H_2O$

B．カルボン酸のCH_3COOH（酢酸）とアルコールのC_2H_5OH（エタノール）に、触媒として少量の濃硫酸を加えて加熱すると、カルボン酸とアルコールからHがとれて縮合し、エステルの$CH_3COOC_2H_5$（酢酸エチル）とH_2O（水）を生じる。この反応を「エステル化」という。

$CH_3COOH + C_2H_5OH \longrightarrow CH_3COOC_2H_5 + H_2O$

C．SとCu（銅）の酸化数の増減に着目する。酸化数のルールを用いると、左辺のH_2SO_4（硫酸）と右辺のSO_2（二酸化硫黄）はいずれも化合物であり、S酸化数は「＋6」から「＋4」に減少していることがわかる（還元）。一方、左辺のCuは単体、右辺の$CuSO_4$（硫酸銅（Ⅱ））は銅イオンCu^{2+}と硫酸イオンSO_4^{2-}からなるため、Cu酸化数は「0」から「＋2」に増加していることがわかる（酸化）。従って、酸化と還元が同時に起きているため「酸化還元反応」である。　$2H_2SO_4 + Cu \longrightarrow CuSO_4 + SO_2 + 2H_2O$

> 酸化数のルール
> ①単体中、化合物中の原子の酸化数の総和は「0」
> ②化合物中の水素H原子またはアルカリ金属（カリウムKなど）の酸化数は「＋1」、酸素O原子の酸化数は「－2」
> ③イオンの酸化数の総和は、そのイオンの電荷

D．NaOH（水酸化ナトリウム）は潮解性（固体が大気中の水分を吸収して溶解すること）が強く、CO_2（二酸化炭素）を吸収して、Na_2CO_3（炭酸ナトリウム）とH_2Oを生じる。この反応を「中和反応」という。

$CO_2 + 2NaOH \longrightarrow Na_2CO_3 + H_2O$

【36】5

〔解説〕A．ブロムエチル（臭化エチル）C_2H_5Br、ブロムメチル（臭化メチル）CH_3Br…いずれも劇物。ブロモ酢酸エチル$BrCH_2COOC_2H_5$…毒物。

B．トルエン$C_6H_5CH_3$、メチルエチルケトン$C_2H_5COCH_3$…いずれも劇物。ベンゼンチオールC_6H_5SH…毒物。

C．一酸化鉛PbO、二酸化鉛PbO₂…いずれも劇物。三弗化燐PF₃…毒物。

D＆E．クロロホルムCHCl₃、メタノールCH₃OH、四塩化炭素CCl₄、クロルスルホン酸ClSO₃H、クロルピクリンCCl₃(NO₂)、トリクロロシランHSiCl₃…全て劇物。

【37】3

〔解説〕A．臭化銀AgBr、重クロム酸カリウムK₂Cr₂O₇、メチルアミンCH₃NH₂…全て劇物。

B＆E．ジボランB₂H₆、セレン化水素H₂Se、四弗化硫黄SF₄、ヒドラジンH₄N₂、弗化スルフリルF₂SO₂、ホスゲンCOCl₂…全て毒物。

C．塩化第二水銀（別名：塩化水銀（Ⅱ））HgCl₂、塩化ホスホリルPOCl₃…いずれも毒物。酢酸タリウムCH₃COOTl…劇物。

D．ジクロル酢酸CHCl₂COOH…劇物。２−メルカプトエタノール（チオグリコール）HSCH₂CH₂OH、モノフルオール酢酸（フルオロ酢酸）CH₂FCOOH…毒物（モノフルオール酢酸は特定毒物でもある）。

※以下、物質名の後や文章中に記載されている ［　］ は、物質を見分ける際に特徴となるキーワードを表す。

【38】2

〔解説〕A．アニリンC₆H₅NH₂…燃焼法［可燃剤溶剤］［焼却炉の火室に噴霧し焼却］

B．塩素Cl₂は、多量の「アルカリ性水溶液」に吹き込んだ後、多量の水で希釈して処理する「アルカリ法」、若しくは「還元法」で廃棄する。

C．過酸化水素H₂O₂…希釈法［多量の水で希釈］

D．酢酸エチルCH₃COOC₂H₅は、［珪藻土等に吸収させて開放型の焼却炉で焼却］する「燃焼法」で廃棄する。

【39】4

〔解説〕A．［可燃剤溶剤］［アフターバーナー及びスクラバーを備えた焼却炉］から、燃焼法で廃棄する「ぎ酸HCOOH」が該当する。

B．［水酸化カルシウム（消石灰）等の水溶液］［希硫酸を加えて中和］［沈殿ろ過して埋立処分］から、分解沈殿法で廃棄する「硅弗化ナトリウムNa₂SiF₆」が該当する。

C．［酸で中和］［多量の水で希釈］から、中和法で廃棄する過酸化ナトリウムNa₂O₂が該当する。

【40】1

〔解説〕A．五塩化燐PCl₅［密閉可能な空容器にできるだけ回収］［水酸化カルシウム、無水炭酸ナトリウム等の水溶液を用いて処理］

B．硝酸バリウムBa(NO₃)₂［硫酸ナトリウムの水溶液を用いて処理］［多量の水を用いて洗い流す］

C．四アルキル鉛PbR4〔過マンガン酸カリウム水溶液（5％）〕〔さらし粉水
　　　溶液又は次亜塩素酸ナトリウム水溶液で処理〕〔至急関係先に連絡〕

【41】2

〔解説〕A．クレゾールC6H4(OH)CH3〔防腐剤〕〔消毒剤〕
　　　B．硅弗化水素酸H2SiF6は、「セメントの硬化促進剤」に用いられる。
　　　C．アクリルニトリルCH2＝CHCN〔合成繊維の原料〕

【42】4

〔解説〕クロルピクリンCCl3(NO2)は、純品は無色の油状液体。「熱に不安定で180℃
　　　以上に熱すると分解」するが、引火性はない。「土壌燻蒸剤」に用いられる。

【43】5

〔解説〕A．セレンSe〔吸入した場合のどを刺激〕〔肺炎〕
　　　B．酢酸エチルCH3COOC2H5〔短時間の興奮期を経て麻酔状態〕
　　　C．臭素Br2は、「眼球結膜の着色」と、「気管支喘息のような発作」を生じる。
　　　　選択肢は〔チアノーゼ症状〕〔頭痛、めまい、眠気〕〔こん睡、意識不明〕か
　　　　ら、トルイジンC6H4(NH2)CH3の毒性と考えられる。

【44】3

〔解説〕A．蓚酸塩類には、「カルシウム剤」が解毒剤・拮抗剤として用いられる。アセ
　　　トアミドは、「有機弗素化合物」の解毒剤・拮抗剤である。
　　　B．シアン化合物には、「亜硝酸ナトリウム、亜硝酸アミル、チオ硫酸ナトリウ
　　　ム」が解毒剤・拮抗剤として用いられる。硫酸アトロピンは、「有機燐化合物」
　　　や「カーバメート系殺虫剤」、「ニコチンC10H14N2」の解毒剤・拮抗剤である。
　　　C．ヨード（沃素I2）の解毒剤・拮抗剤としては、「澱粉溶液」が用いられる。

【45】4

〔解説〕A．アクロレインCH2＝CHCHO〔安定剤を加える〕〔空気を遮断して貯蔵〕
　　　B．過酸化水素H2O2〔少量ならば褐色ガラス瓶、大量ならばカーボイ〕〔3分
　　　の1の空間を保つ〕〔有機物、金属粉等と離す〕
　　　C．ピクリン酸C6H2(OH)(NO2)3の貯蔵方法は、「硫黄、沃素、ガソリン、ア
　　　ルコール等と離して保管」し、「金属容器は使用しない」。選択肢は〔亜鉛
　　　又はスズメッキをほどこした鉄製容器〕〔高温を避ける〕から、四塩化炭素
　　　CCl4が考えられる。

【46】2

〔解説〕A．ベンゼンチオールC6H5SH〔無色または淡黄色の透明な液体〕〔水に難溶〕
　　　B．ブロムエチル（臭化エチル）C2H5Br〔無色透明、揮発性の液体〕〔強く光
　　　線を屈折〕〔エーテル様の香気と灼くような味〕
　　　C．ニトロベンゼンC6H5NO2〔無色又は微黄色の吸湿性の液体〕〔強い苦扁桃
　　　（アーモンド）様の香気〕〔光線を屈折〕

68

【47】1

〔解説〕A．無水クロム酸CrO_3［暗赤色の結晶］［潮解性］［水に易溶］［強酸性］

　　　　B．アセトニトリルCH_3CNは、「エーテル様の臭気」をもつ「無色の液体」で、「加水分解」する。選択肢は［特有の刺激臭］［高濃度のものは空気中で白煙を生じる］から、硼弗化水素酸HBF_4が考えられる。

　　　　C．ホルマリン$HCHO$ aq［無色の催涙性液体］［刺激臭］［ぎ酸を生じる］

【48】4

〔解説〕A．ピクリン酸$C_6H_2(OH)(NO_2)_3$［淡黄色の光沢ある小葉状あるいは針状結晶］［徐々に熱すると昇華］［急熱、衝撃により爆発］

　　　　B．ベタナフトール$C_{10}H_7OH$［無色の光沢のある小葉状結晶］［白色の結晶性粉末］［フェノール様臭気］［灼くような味］

　　　　C．塩化第一銅（別名：塩化銅（Ⅰ））$ClCu$は、「白色または帯灰白色の結晶性粉末」で「水に不溶」、「空気で酸化」し「光により褐色」になる。選択肢は［濃い藍色の結晶］［風解性］［水に可溶］［水溶液は酸性反応］から、硫酸第二銅$CuSO_4 \cdot 5H_2O$ が考えられる。

【49】2

〔解説〕A．硝酸銀$AgNO_3$は、「水溶液に塩酸HClを加えると白色の沈殿（塩化銀$AgCl$）」を生じる。または、「硫酸と銅を加えて熱すると、赤褐色の蒸気（二酸化窒素NO_2）」を生じる。選択肢は［鉄屑を加えて熱すると藍色］［赤褐色の蒸気］から、硝酸HNO_3が考えられる。

　　　　B．硫酸亜鉛$ZnSO_4 \cdot 7H_2O$［水に溶かして硫化水素を通じると、白色の沈殿（硫化亜鉛ZnS）］［水に溶かして塩化バリウムを加えると白色の沈殿（硫酸バリウム$BaSO_4$）］

　　　　C．トリクロル酢酸CCl_3COOH［水酸化ナトリウム溶液を加えて熱する］［クロロホルムの臭気］

【50】5

〔解説〕A．カリウムK［水、二酸化炭素、ハロゲン化炭化水素と激しく反応］

　　　　B．メタクリル酸$CH_2=C(CH_3)COOH$［重合防止剤］［加熱、直射日光等により重合が始まり、爆発］

　　　　C．沃化水素酸HI aqは、「爆発性でも引火性でもない」が、「各種金属と反応して引火爆発する」。選択肢は［引火しやすい］［蒸気は空気と混合して爆発性混合ガスを形成］から、キシレン$C_6H_4(CH_3)_2$が考えられる。

一般受験者数・合格率《参考》 ※2府4県合計	受験者数（人）	合格者数（人）	合格率（％）
	1,558	592	38.0

〔毒物及び劇物に関する法規〕

【1】次の記述は、法第1条の条文である。（　）の中に入れるべき字句を1〜5から一つ選べ。

（目的）

第1条　この法律は、毒物及び劇物について、（　）ことを目的とする。

☑　1．公衆衛生の向上及び増進に寄与する
　　2．濫用による保健衛生上の危害を防止する
　　3．譲渡、譲受、所持等について必要な取締を行う
　　4．国民の健康の保持に寄与する
　　5．保健衛生上の見地から必要な取締を行う

【2】次の記述は、法第2条第1項の条文である。（　）の中に入れるべき字句の正しい組合せを一つ選べ。

この法律で「毒物」とは、別表第1に掲げる物であって、（A）及び（B）以外のものをいう。

		A	B
☑	1．	医薬品	化粧品
	2．	医薬品	医薬部外品
	3．	医薬部外品	化粧品
	4．	医薬部外品	指定薬物
	5．	化粧品	指定薬物

【3】 毒物劇物営業者に関する記述の正誤について、正しい組合せを一つ選べ。
A. 毒物又は劇物の製造業の登録を受けた者は、毒物又は劇物を販売又は授与の目的で輸入することができる。
B. 毒物又は劇物の輸入業の登録を受けた者は、その輸入した毒物又は劇物を、他の毒物劇物営業者に販売し、授与し、又はこれらの目的で貯蔵し、運搬し、若しくは陳列することができる。
C. 薬局の開設者は、毒物又は劇物の販売業の登録を受けなくても、毒物又は劇物を販売することができる。

	A	B	C
☑ 1.	正	誤	誤
2.	正	誤	正
3.	誤	正	誤
4.	正	正	誤
5.	誤	誤	正

【4】 法第3条の2に基づく、特定毒物に関する記述の正誤について、正しい組合せを一つ選べ。
A. 特定毒物研究者のみが、特定毒物を製造することができる。
B. 特定毒物研究者は、特定毒物を学術研究以外の用途に供してはならない。
C. 特定毒物研究者又は特定毒物使用者のみが、特定毒物を所持することができる。
D. 特定毒物使用者は、その使用することができる特定毒物以外の特定毒物を譲り受けてはならない。

	A	B	C	D
☑ 1.	誤	正	誤	正
2.	誤	正	正	正
3.	正	誤	正	誤
4.	正	誤	正	正
5.	誤	正	誤	誤

【5】次の記述は、法第３条の３及び政令第32条の２の条文である。（　）の中に入れるべき字句の正しい組合せを一つ選べ。

法第３条の３

　　興奮、幻覚又は（A）の作用を有する毒物又は劇物（これらを含有する物を含む。）であって政令で定めるものは、みだりに（B）し、若しくは吸入し、又はこれらの目的で所持してはならない。

政令第32条の２

　　法第３条の３に規定する政令で定める物は、トルエン並びに酢酸エチル、トルエン又は（C）を含有するシンナー（塗料の粘度を減少させるために使用される有機溶剤をいう。）、接着剤、塗料及び閉そく用又はシーリング用の充てん料とする。

	A	B	C
☑ 1.	催眠	摂取	メタノール
2.	催眠	使用	メタノール
3.	催眠	使用	エタノール
4.	麻酔	摂取	メタノール
5.	麻酔	使用	エタノール

【6】次のうち、法第３条の４で「業務その他正当な理由による場合を除いては、所持してはならない。」と規定されている、「引火性、発火性又は爆発性のある毒物又は劇物」として、政令で定める正しいものの組合せを１〜５から一つ選べ。

A．亜塩素酸ナトリウム30％を含有する製剤
B．アリルアルコール
C．ピクリン酸
D．亜硝酸カリウム

☑ 1．A、B　　　2．A、C　　　3．A、D
　　4．B、D　　　5．C、D

【7】毒物又は劇物の製造業、輸入業又は販売業の申請及び登録に関する記述の正誤について、正しい組合せを一つ選べ。

A．毒物又は劇物の製造業、輸入業又は販売業の登録は、製造所、営業所又は店舗ごとに、その製造所、営業所又は店舗の所在地の都道府県知事（販売業にあってはその店舗の所在地が、保健所を設置する市又は特別区の区域にある場合においては、市長又は区長。）が行う。

B．毒物又は劇物の製造業の登録は、6年ごとに、更新を受けなければ、その効力を失う。

C．毒物又は劇物の販売業の登録の更新は、登録の日から起算して6年を経過した日から30日以内に、申請する。

	A	B	C
1.	正	正	誤
2.	正	誤	正
3.	正	誤	誤
4.	誤	正	正
5.	誤	誤	正

（1にチェック）

【8】次の記述は、毒物劇物取扱責任者に関する、法第8条第2項の条文の一部である。（　）の中に入れるべき字句の正しい組合せを一つ選べ。

次に掲げる者は、前条の毒物劇物取扱責任者となることができない。

一　（A）歳未満の者

二　(省略)

三　麻薬、（B）、あへん又は覚せい剤の中毒者

四　毒物若しくは劇物又は薬事に関する罪を犯し、罰金以上の刑に処せられ、その執行を終り、又は執行を受けることがなくなった日から起算して（C）を経過していない者

	A	B	C
1.	18	向精神薬	2年
2.	18	大麻	3年
3.	20	向精神薬	3年
4.	20	大麻	2年
5.	18	大麻	2年

（1にチェック）

【9】毒物劇物取扱責任者に関する記述の正誤について、正しい組合せを一つ選べ。

A．毒物劇物販売業者は、毒物劇物取扱責任者を変更したときは、その店舗の所在地の都道府県知事（その店舗の所在地が、保健所を設置する市又は特別区の区域にある場合においては、市長又は区長。）に30日以内に、その毒物劇物取扱責任者の氏名を届け出なければならない。

B．一般毒物劇物取扱者試験に合格した者は、農業用品目販売業の店舗において、毒物劇物取扱責任者になることができない。

C．特定品目毒物劇物取扱者試験に合格した者は、法令で定める特定品目の毒物若しくは劇物のみを取り扱う輸入業の営業所若しくは特定品目販売業の店舗においてのみ、毒物劇物取扱責任者になることができる。

D．毒物又は劇物を取り扱う製造所、営業所又は店舗において、毒物又は劇物を直接に取り扱う業務に2年以上従事した経験があれば、毒物劇物取扱責任者になることができる。

	A	B	C	D
1．	正	誤	正	正
2．	誤	誤	正	正
3．	誤	正	誤	正
4．	正	正	誤	誤
5．	正	誤	正	誤

【10】法第9条及び第10条に規定されている、毒物劇物営業者が行う手続に関する記述の正誤について、正しい組合せを一つ選べ。

A．毒物劇物営業者は、氏名又は住所（法人にあっては、その名称又は主たる事務所の所在地）を変更したときは、30日以内にその旨を届け出なければならない。

B．毒物又は劇物の製造業者又は輸入業者は、登録を受けた毒物又は劇物以外の毒物又は劇物を製造し、又は輸入したときは、30日以内にその旨を届け出なければならない。

C．毒物劇物営業者は、毒物又は劇物の製造所、営業所又は店舗における営業を廃止したときは、30日以内にその旨を届け出なければならない。

	A	B	C
☑ 1.	正	誤	正
2.	正	誤	誤
3.	正	正	正
4.	誤	正	誤
5.	誤	誤	誤

【11】次の記述は、毒物又は劇物の取扱に関する、法第11条第4項及び省令第11条の4の条文である。（　）の中に入れるべき字句の正しい組合せを一つ選べ。

法第11条第4項

　　毒物劇物営業者及び特定毒物研究者は、毒物又は厚生労働省令で定める劇物については、その容器として、（A）を使用してはならない。

省令第11条の4

　　法第11条第4項に規定する劇物は、（B）とする。

	A	B
☑ 1.	密閉できない構造の物	すべての劇物
2.	衝撃に弱い構造の物	常温・常圧下で液体の劇物
3.	飲食物の容器として通常使用される物	すべての劇物
4.	密閉できない構造の物	興奮、幻覚作用のある劇物
5.	飲食物の容器として通常使用される物	常温・常圧下で液体の劇物

【12】毒物又は劇物の表示に関する法の規定に基づく、次の記述の正誤について、正しい組合せを一つ選べ。

A. 毒物劇物営業者は、劇物の容器及び被包に、「医薬用外」の文字及び白地に赤色をもって「劇物」の文字を表示しなければならない。

B. 特定毒物研究者は、毒物の容器及び被包に、「医薬用外」の文字及び黒地に白色をもって「毒物」の文字を表示しなければならない。

C. 毒物劇物営業者は、劇物を貯蔵し、又は陳列する場所に、「医薬用外」の文字及び「劇物」の文字を表示しなければならない。

	A	B	C
☑ 1.	誤	誤	正
2.	正	誤	誤
3.	正	誤	正
4.	誤	正	誤
5.	正	正	誤

【13】省令第11条の６に基づき、毒物又は劇物の製造業者が製造した硫酸を含有する製剤たる劇物（住宅用の洗浄剤で液体状のものに限る。）を販売する場合、取扱及び使用上特に必要な表示事項として、その容器及び被包に表示が定められているものの正誤について、正しい組合せを一つ選べ。

A．小児の手の届かないところに保管しなければならない旨
B．皮膚に触れた場合には、石けんを使ってよく洗うべき旨
C．使用の際、手足や皮膚、特に眼にかからないように注意しなければならない旨

	A	B	C
☑ 1.	正	正	正
2.	正	誤	正
3.	正	誤	誤
4.	誤	正	正
5.	誤	正	誤

【14】法第13条に基づく、特定の用途に供される毒物又は劇物の販売等に関する記述の正誤について、正しい組合せを一つ選べ。

A．硫酸亜鉛を含有する製剤たる劇物については、あせにくい黒色で着色したものでなければ、農業用として販売し、又は授与してはならない。
B．燐化亜鉛を含有する製剤たる劇物については、あせにくい黒色で着色したものでなければ、農業用として販売し、又は授与してはならない。
C．硫酸ニコチンを含有する製剤たる毒物については、省令で定める方法により着色したものでなければ、農業用として販売し、又は授与してはならない。

	A	B	C
☑ 1.	誤	誤	正
2.	正	誤	誤
3.	正	誤	正
4.	誤	正	誤
5.	正	正	正

【15】次の記述は、法第14条第1項の条文である。（　）の中に入れるべき字句の正しい組合せを下表から一つ選べ。なお、複数箇所の（A）内には、同じ字句が入る。

　　毒物劇物営業者は、毒物又は劇物を他の毒物劇物営業者に販売し、又は（A）したときは、その都度、次に掲げる事項を書面に記載しておかなければならない。

一　毒物又は劇物の名称及び（B）

二　販売又は（A）の年月日

三　譲受人の氏名、（C）及び住所（法人にあっては、その名称及び主たる事務所の所在地）

	A	B	C
1.	授与	数量	年齢
2.	授与	含量	年齢
3.	譲受	含量	職業
4.	譲受	含量	年齢
5.	授与	数量	職業

（1にチェック）

【16】法第15条に規定されている、毒物又は劇物の交付の制限等に関する記述の正誤について、正しい組合せを一つ選べ。

A．毒物劇物営業者は、トルエンを麻薬、大麻、あへん又は覚せい剤の中毒者に交付してはならない。

B．毒物劇物営業者は、ナトリウムの交付を受ける者の氏名及び職業を確認した後でなければ、交付してはならない。

C．毒物劇物営業者は、ナトリウムの交付を受ける者の確認に関する事項を記載した帳簿を、最終の記載をした日から6年間、保存しなければならない。

	A	B	C
1.	正	正	誤
2.	誤	誤	正
3.	誤	正	正
4.	正	誤	誤
5.	正	正	正

（1にチェック）

【17】 政令第40条の5に規定されている、水酸化ナトリウム20％を含有する製剤で液体状のものを、車両1台を使用して、1回につき7,000kg運搬する場合の運搬方法に関する記述について、正しいものの組合せを1～5から一つ選べ。

A．2人で運転し、3時間ごとに交代し、12時間後に目的地に着いた。

B．交替して運転する者を同乗させず、1人で連続して5時間運転後に1時間休憩をとり、その後3時間運転して目的地に着いた。

C．車両に、保護手袋、保護長ぐつ、保護衣及び保護眼鏡を1人分備えた。

D．車両には、運搬する劇物の名称、成分及びその含量並びに事故の際に講じなければならない応急の措置の内容を記載した書面を備えた。

☑ 1．A、B　　　2．A、C　　　3．A、D
　　4．B、C　　　5．C、D

【18】 法第17条に規定されている、毒物又は劇物の事故の際の措置に関する記述について、正しいものの組合せを1～5から一つ選べ。

A．毒物劇物営業者は、取り扱っている劇物が流出し、多数の者に保健衛生上の危害が生ずるおそれがある場合、直ちに、その旨を保健所、警察署又は消防機関に届け出なければならない。

B．毒物劇物製造業者は、取り扱っている劇物が漏れた場合において、保健衛生上の危害を防止するために必要な応急の措置を講じなければならない。

C．毒物劇物製造業者が貯蔵していた劇物が盗難にあった場合、毒物が含まれていなければ、警察署への届出は不要である。

D．毒物又は劇物の業務上取扱者は、取り扱っている劇物が染み出し、不特定の者に保健衛生上の危害が生ずるおそれがある場合でも、保健所、警察署又は消防機関への届出は不要である。

☑ 1．A、B　　　2．A、C　　　3．A、D
　　4．B、D　　　5．C、D

【19】 次の記述は、法第18条第１項の条文である。（　）の中に入れるべき字句の正しい組合せを一つ選べ。

　　（Ａ）は、（Ｂ）必要があると認めるときは、毒物劇物営業者若しくは特定毒物研究者から必要な報告を徴し、又は薬事監視員のうちからあらかじめ指定する者に、これらの者の製造所、営業所、店舗、研究所その他業務上毒物若しくは劇物を取り扱う場所に立ち入り、帳簿その他の物件を検査させ、関係者に質問させ、若しくは試験のため必要な最小限度の分量に限り、毒物、劇物、第11条第２項の政令で定める物若しくはその疑いのある物を（Ｃ）させることができる。

	Ａ	Ｂ	Ｃ
☑ 1.	都道府県知事	保健衛生上	収去
2.	厚生労働大臣	保健衛生上	検査
3.	厚生労働大臣	犯罪捜査上	収去
4.	厚生労働大臣	犯罪捜査上	検査
5.	都道府県知事	犯罪捜査上	収去

【20】 法第22条第１項に規定されている、業務上取扱者の届出が必要な事業について、正しいものの組合せを１〜５から一つ選べ。

Ａ．無機水銀化合物たる毒物及びこれを含有する製剤を取り扱う、電気めっきを行う事業

Ｂ．無機シアン化合物たる毒物及びこれを含有する製剤を取り扱う、金属熱処理を行う事業

Ｃ．砒素化合物たる毒物及びこれを含有する製剤を取り扱う、ねずみの駆除を行う事業

Ｄ．砒素化合物たる毒物及びこれを含有する製剤を取り扱う、しろありの防除を行う事業

☑ 1．Ａ、Ｂ　　　2．Ａ、Ｃ　　　3．Ａ、Ｄ
　　4．Ｂ、Ｄ　　　5．Ｃ、Ｄ

〔基礎化学〕

【21】Al（アルミニウム）、Cu（銅）、K（カリウム）、Pb（鉛）をイオン化傾向の大きいものから順に並べたものとして、正しいものを1～5から一つ選べ。

☑　1．Al ＞ K ＞ Cu ＞ Pb
　　2．Al ＞ K ＞ Pb ＞ Cu
　　3．Al ＞ Pb ＞ K ＞ Cu
　　4．K ＞ Al ＞ Pb ＞ Cu
　　5．K ＞ Cu ＞ Al ＞ Pb

【22】互いが同素体である正しいものの組合せを1～5から一つ選べ。

　　A．赤リンと黄リン
　　B．一酸化炭素と二酸化炭素
　　C．ダイヤモンドと黒鉛
　　D．メタノールとエタノール

☑　1．A、B　　　2．A、C　　　3．A、D
　　4．B、D　　　5．C、D

【23】塩化ナトリウム234.0gを水に溶かして2.0Lの水溶液をつくった。この溶液のモル濃度は何mol/Lか。最も近い値を1～5から一つ選べ。ただし、Naの原子量を23.0、Clの原子量を35.5とする。

☑　1．1.0　　　2．2.0　　　3．3.0
　　4．4.0　　　5．5.0

【24】次のマグネシウムに関する記述について、（　）の中に入れるべき字句の正しい組合せを一つ選べ。

　　マグネシウム原子は、原子核に12個の陽子があり、電子殻に（A）個の電子がある。最外殻から2個の電子が放出されると、電子配置は貴ガスの（B）原子と同じになり、安定になる。この時、陽子に比べて電子数が2個（C）なり、2価の陽イオンであるマグネシウムイオンになる。

	A	B	C
☑ 1.	12	ネオン	少なく
2.	12	アルゴン	少なく
3.	14	ヘリウム	多く
4.	20	アルゴン	多く
5.	20	ネオン	少なく

【25】濃度がわからない過酸化水素水20.0mLに希硫酸を加えて酸性とし、これに0.0400mol/Lの過マンガン酸カリウム水溶液を滴下していくと、10.0mL加えたところで、過マンガン酸カリウムの赤紫色が消失しなくなり、溶液が薄い赤紫色になった。この過酸化水素水の濃度は何mol/Lになるか。最も近い値を1～5から一つ選べ。なお、硫酸酸性下での過酸化水素水と過マンガン酸カリウム水溶液の反応は、次の化学反応式で表されるものとする。

$$2 KMnO_4 + 5 H_2O_2 + 3 H_2SO_4 \longrightarrow 2 MnSO_4 + 5 O_2 + 8 H_2O + K_2SO_4$$

1．0.0100　　　2．0.0200　　　3．0.0250
4．0.0500　　　5．0.100

【26】次の気体の性質に関する記述について、正しいものの組合せを1～5から一つ選べ。
A．温度が一定のとき、一定物質量の気体の体積は圧力に比例する。
B．圧力が一定のとき、一定物質量の気体の体積は絶対温度に比例する。
C．混合気体の全圧は、各成分気体の分圧の和に等しい。
D．実在気体は、低温・高圧の条件下では理想気体に近いふるまいをする。

1．A、B　　　2．A、D　　　3．B、C
4．B、D　　　5．C、D

【27】次の化学反応及びその速さ（反応速度）に関する記述について、誤っているものを1～5から一つ選べ。

1．一般に、反応物の濃度が大きいほど、反応速度は小さくなる。
2．一般に、固体が関係する反応では、固体の表面積を大きくすると、反応速度は大きくなる。
3．反応速度は、温度以外の条件が一定のとき、温度が高くなると、大きくなる。
4．反応の前後で物質自体は変化せず、反応速度を大きくする物質を触媒という。
5．反応物を活性化状態（遷移状態）にするのに必要な最小のエネルギーを、その反応の活性化エネルギーという。

【28】次のコロイドに関する記述について、正しいものの組合せを1～5から一つ選べ。

A．気体、液体、固体の中に、ほかの物質が直径1～数百nm（ナノメートル）程度の大きさの粒子となって分散している状態をコロイドという。

B．疎水コロイドに少量の電解質を加えたとき、沈殿が生じる現象を塩析という。

C．コロイド溶液では、熱運動によって分散媒分子が不規則にコロイド粒子に衝突するために、コロイド粒子が不規則な運動をする。これをブラウン運動という。

D．透析は、コロイド粒子が半透膜を透過できる性質を利用している。

☑ 1．A、B　　　2．A、C　　　3．A、D
　　4．B、D　　　5．C、D

【29】次の反応熱に関する記述の正誤について、正しい組合せを一つ選べ。

A．燃焼熱とは、物質1molが完全に燃焼するときの反応熱で、すべて発熱反応である。

B．生成熱とは、化合物1molがその成分元素の単体から生成するときの反応熱で、すべて発熱反応である。

C．化学反応式の右辺に反応熱を書き加え、両辺を等号（＝）で結んだ式を、熱化学方程式という。

	A	B	C
☑ 1．	誤	正	誤
2．	正	正	正
3．	誤	正	正
4．	正	誤	正
5．	正	誤	誤

【30】次の物質のうち、共有結合を形成しない物質を、1～5から一つ選べ。

☑ 1．二酸化ケイ素　　　2．アンモニア　　　3．二酸化炭素
　　4．塩化水素　　　　5．カリウム

【31】 次の水素に関する記述について、（　）の中に入れるべき字句の正しい組合せを一つ選べ。

　　水素は、無色、無臭で、すべての物質の中で単体の密度が最も（A）。また、水に溶けにくいので、水素を発生させる際には（B）で捕集する。水素は、貴ガスを除くほとんどの元素と反応して化合物を作る。NH_3、H_2O、HF などがあり、これらの水素化合物は、周期表で右へ行くほど酸性が（C）なる。

	A	B	C
☑ 1.	大きい	水上置換	弱く
2.	大きい	下方置換	強く
3.	小さい	水上置換	強く
4.	小さい	水上置換	弱く
5.	小さい	下方置換	弱く

【32】 次の窒素とその化合物に関する一般的な記述について、誤っているものを1〜5から一つ選べ。

☑ 1. 窒素は、無色、無臭の気体で、空気中に体積比で約78％含まれる。
　　2. アンモニアは、工業的には触媒を用いて、窒素と水素から合成される。
　　3. 一酸化窒素は、水に溶けやすい赤褐色の気体である。
　　4. 二酸化窒素は、一酸化窒素が空気中で速やかに酸化されて生成する。
　　5. 硝酸は光や熱で分解しやすいので、褐色のびんに入れ冷暗所に保存する。

【33】 次のアルコールに関する一般的な記述について、誤っているものを1〜5から一つ選べ。

☑ 1. メタノールは、水と任意の割合で混じり合う。
　　2. エタノールは、酵母によるグルコース（ブドウ糖）のアルコール発酵によって得られる。
　　3. エチレングリコール（1,2−エタンジオール）は、粘性のある不揮発性の液体で、自動車エンジン冷却用の不凍液に用いられる。
　　4. グリセリン（1,2,3−プロパントリオール）は、油脂を水酸化ナトリウム水溶液でけん化することで得られる。
　　5. 第二級アルコールは、酸化されるとカルボン酸になる。

【34】 次の芳香族化合物に関する記述について、正しいものを1～5から一つ選べ。

☑ 1. トルエンは、ベンゼンの水素原子1個をヒドロキシ基で置換した化合物である。
   2. ナフタレンは、2個のベンゼン環が一辺を共有した構造を持つ物質であり、用途のひとつとして防虫剤がある。
   3. フェノールは、石炭酸とも呼ばれ、その水溶液は炭酸よりも強い酸性を示す。
   4. 安息香酸の水溶液は、塩酸と同程度の酸性を示す。
   5. サリチル酸は、分子中に－COOHと－NH_2の両方を持っている。

【35】 イオン交換樹脂に関する記述について、（ ）の中に入れるべき字句の正しい組合せを一つ選べ。なお、複数箇所の（B）内には、同じ字句が入る。

溶液中のイオンを別のイオンと交換するはたらきをもつ合成樹脂を、イオン交換樹脂という。スルホ基（－SO_3H）を導入したものは、陽イオン交換樹脂といい、これに塩化ナトリウム（NaCl）水溶液を通すと、水溶液中の（A）が樹脂中の（B）と置換され、（B）が放出される。そのため、溶液は（C）になる。

	A	B	C
☑ 1.	Na^+	H^+	酸性
2.	Na^+	H^+	塩基性
3.	Na^+	OH^-	酸性
4.	Cl^-	OH^-	酸性
5.	Cl^-	OH^-	塩基性

〔実地（性質・貯蔵・取扱い方法等）〕
※ 「毒物及び劇物の廃棄の方法に関する基準」及び「毒物及び劇物の運搬事故時における応急措置に関する基準」は、それぞれ厚生省（現厚生労働省）から通知されたものをいう。

【36】 次の物質のうち、劇物に該当しないものを1～5から一つ選べ。

☑ 1. モノクロル酢酸
   2. 塩化第一水銀（別名：塩化水銀（Ⅰ））
   3. ホスゲン（別名：カルボニルクロライド）
   4. クロルエチル
   5. 酢酸タリウム

【37】次の物質のうち、毒物に該当しないものを1〜5から一つ選べ。

☑ 1. ジニトロフェノール   2. ニッケルカルボニル

    3. 四アルキル鉛   4. シアン酸ナトリウム

    5. モノフルオール酢酸

【38】「毒物及び劇物の運搬事故時における応急措置に関する基準」に基づく、次の物質の飛散又は漏えい時の措置として、該当する物質名との最も適切な組合せを一つ選べ。なお、作業にあたっては、風下の人を避難させる、飛散又は漏えいした場所の周辺にはロープを張るなどして人の立入りを禁止する、作業の際には必ず保護具を着用する、風下で作業しない、廃液が河川等に排出されないように注意する、付近の着火源となるものは速やかに取り除く、などの基本的な対応を行っているものとする。

(物質名) 亜砒酸 (別名：三酸化二砒素)、クロルスルホン酸、臭素

A. 多量の場合、漏えい箇所や漏えいした液には水酸化カルシウム (消石灰) を十分に散布し、むしろ、シート等をかぶせ、その上に更に水酸化カルシウム (消石灰) を散布して吸収させる。漏えい容器には散水しない。

B. 飛散したものは空容器にできるだけ回収し、そのあとを硫酸鉄 (Ⅲ) (硫酸第二鉄) 等の水溶液を散布し、水酸化カルシウム (消石灰)、炭酸ナトリウム (ソーダ灰) 等の水溶液を用いて処理した後、多量の水を用いて洗い流す。

C. 多量の場合、漏えいした液は土砂等でその流れを止め、霧状の水を徐々にかけ、十分に分解希釈した後、炭酸ナトリウム (ソーダ灰)、水酸化カルシウム (消石灰) 等で中和し、多量の水を用いて洗い流す。

	A	B	C
☑ 1.	亜砒酸	臭素	クロルスルホン酸
2.	クロルスルホン酸	臭素	亜砒酸
3.	クロルスルホン酸	亜砒酸	臭素
4.	臭素	クロルスルホン酸	亜砒酸
5.	臭素	亜砒酸	クロルスルホン酸

【39】「毒物及び劇物の廃棄の方法に関する基準」に基づき、次の物質とその廃棄
　　方法に関する記述の正誤について、正しい組合せを一つ選べ。

　　　　　　　　　物質名　　　　　　　　　　　　　　廃棄方法
　A．クレゾール ……………………………… そのまま再生利用するため蒸留する。
　B．ホスゲン ………………………………… 多量の水酸化ナトリウム水溶液（10%
　　　（別名：カルボニルクロライド）　　　　程度）に撹拌しながら少量ずつガスを
　　　　　　　　　　　　　　　　　　　　　　吹き込み分解した後、希硫酸を加えて
　　　　　　　　　　　　　　　　　　　　　　中和する。
　C．水銀 ……………………………………… おが屑（木粉）等の可燃物に混ぜて、
　　　　　　　　　　　　　　　　　　　　　　スクラバーを備えた焼却炉で焼却する。
　D．ホルムアルデヒド …………………… 多量の水を加えて希薄な水溶液とした
　　　　　　　　　　　　　　　　　　　　　　後、次亜塩素酸塩水溶液を加えて分解
　　　　　　　　　　　　　　　　　　　　　　させ廃棄する。

	A	B	C	D
1．	正	誤	正	誤
2．	正	誤	誤	正
3．	誤	正	正	誤
4．	誤	正	誤	正
5．	誤	誤	誤	正

【40】毒物及び劇物の廃棄の方法に関する基準」に基づき、次の物質の廃棄方法
　　の正誤について、正しい組合せを一つ選べ。
　A．アクロレインは、中和法により廃棄する。
　B．一酸化鉛は、固化隔離法により廃棄する。
　C．エチレンオキシドは、活性汚泥法により廃棄する。
　D．二硫化炭素は、還元法により廃棄する。

	A	B	C	D
1．	正	誤	正	正
2．	正	誤	正	誤
3．	誤	正	正	誤
4．	誤	正	誤	正
5．	正	正	誤	正

【41】 次の劇物とその用途の正誤について、正しい組合せを一つ選べ。

　　　　　　　劇物　　　　　　　　　　用途
　A．過酸化水素水 ………… 獣毛、羽毛などの漂白剤
　B．クロロプレン ………… 合成ゴム原料
　C．ニトロベンゼン ……… ニトログリセリンの原料

　　　　　　A　　　　B　　　　C
☑　1．誤　　　　正　　　　正
　　2．誤　　　　正　　　　誤
　　3．誤　　　　誤　　　　正
　　4．正　　　　正　　　　誤
　　5．正　　　　誤　　　　正

【42】 アジ化ナトリウムの水への溶解性及び用途について、最も適切な組合せを一つ選べ。

　　　　溶解性　　　　　　　　　　　用途
☑　1．水に不溶　　　　試薬、医療検体の防腐剤
　　2．水に可溶　　　　試薬、医療検体の防腐剤
　　3．水に不溶　　　　除草剤、抜染剤、酸化剤
　　4．水に可溶　　　　除草剤、抜染剤、酸化剤
　　5．水に不溶　　　　消毒、殺菌、木材の防腐剤、合成樹脂可塑剤

【43】 次の物質とその毒性に関する記述の正誤について、正しい組合せを一つ選べ。

<table>
<tr><td>物質名</td><td>廃棄方法</td></tr>
<tr><td>A．フェノール ………</td><td>皮膚に付くと火傷を起こし、白くなる。経口摂取すると、口腔、咽喉、胃に高度の灼熱感を訴え、悪心、嘔吐、めまいを起こし、失神、虚脱、呼吸麻痺で倒れる。尿は特有の暗赤色を呈する。</td></tr>
<tr><td>B．トルエン …………</td><td>吸入した場合、短時間の興奮期を経て、深い麻酔状態に陥ることがある。</td></tr>
<tr><td>C．燐化亜鉛 …………</td><td>嚥下吸入したときに、胃および肺で胃酸や水と反応して発生する生成物により中毒を起こす。</td></tr>
</table>

	A	B	C
☑ 1.	正	正	正
2.	正	誤	正
3.	正	誤	誤
4.	誤	正	誤
5.	誤	誤	誤

【44】 次の物質と、その中毒の対処に適切な解毒剤又は治療剤の正誤について、正しい組合せを一つ選べ。

物質	解毒剤又は治療剤
A．砒素化合物 …………………………	ジメルカプロール（別名：BAL）
B．カーバメート系殺虫剤 ………	2－ピリジルアルドキシムメチオダイド（別名：PAM）
C．有機燐化合物 …………………	硫酸アトロピン

	A	B	C
☑ 1.	正	正	正
2.	正	正	誤
3.	正	誤	正
4.	誤	正	誤
5.	誤	誤	正

【45】 次の物質の貯蔵方法等に関する記述について、該当する物質名との最も適切な組合せを一つ選べ。

（物質名）アクリルニトリル、塩素酸ナトリウム、シアン化カリウム

A．潮解性、爆発性があるので、可燃性物質とは離し、また金属容器は避けて、乾燥している冷暗所に密栓して貯蔵する。

B．きわめて引火しやすいため、炎や火花を生じるような器具から十分離しておく。硫酸や硝酸などの強酸と激しく反応するので、強酸と安全な距離を保つ必要がある。できるだけ直接空気に触れることを避け、窒素のような不活性ガスの雰囲気の中に貯蔵するのがよい。

C．少量ならばガラス瓶、多量ならばブリキ缶あるいは鉄ドラム缶を用い、酸類とは離して風通しのよい乾燥した冷所に密封して貯蔵する。

	A	B	C
☑ 1.	シアン化カリウム	アクリルニトリル	塩素酸ナトリウム
2.	アクリルニトリル	シアン化カリウム	塩素酸ナトリウム
3.	アクリルニトリル	塩素酸ナトリウム	シアン化カリウム
4.	塩素酸ナトリウム	シアン化カリウム	アクリルニトリル
5.	塩素酸ナトリウム	アクリルニトリル	シアン化カリウム

【46】 次の物質とその取扱上の注意等に関する記述の正誤について、正しい組合せを一つ選べ。

物質	取扱上の注意
A．無水クロム酸 ……………	空気中では徐々に二酸化炭素と反応して、有毒なガスを生成する。
B．過酸化ナトリウム ………	有機物、硫黄などに触れて水分を吸うと、自然発火する。
C．クロロホルム ……………	火災などで強熱されるとホスゲン（別名：カルボニルクロライド）を生成するおそれがある。

	A	B	C
☑ 1.	正	正	誤
2.	正	誤	正
3.	正	誤	誤
4.	誤	正	正
5.	誤	誤	正

【47】次の物質とその性状に関する記述の正誤について、正しい組合せを一つ選べ。

物質　　　　　　　　　　　　　性状

A．キノリン …………… 無色又は淡黄色の不快臭の吸湿性の液体であり、蒸気は空気より重い。熱水、エタノール、エーテル、二硫化炭素に可溶である。

B．フェノール ……… 無色あるいは白色の結晶であり、空気中で容易に赤変する。水溶液に1/4量のアンモニア水と数滴のさらし粉溶液を加えて温めると、藍色を呈する。

C．ぎ酸 ……………… 無色透明の結晶であり、光によって黒変する。強力な酸化剤であり、腐食性がある。水に極めて溶けやすく、アセトン、グリセリンに可溶である。

	A	B	C
1.	正	正	誤
2.	正	誤	正
3.	誤	正	正
4.	誤	正	誤
5.	誤	誤	正

【48】次の物質とその性状に関する記述の正誤について、正しい組合せを一つ選べ。

物質　　　　　　　　　　　　　性状

A．ジボラン …………… 無色の可燃性の気体で、ビタミン臭を有する。水により速やかに加水分解する。

B．セレン …………… 橙赤色の柱状結晶である。水に可溶、アルコールに不溶であり、強力な酸化剤である。

C．弗化水素酸 ……… 無色、無臭の可燃性の液体で、水に溶けにくく、アルコール、クロロホルム等に易溶である。

	A	B	C
1.	正	正	誤
2.	正	誤	誤
3.	誤	正	正
4.	誤	正	誤
5.	誤	誤	正

【49】 次の物質とその性状に関する記述の正誤について、正しい組合せを一つ選べ。

| | 物質 | | 性状 |

A. 黄燐（りん）……………… 白色又は淡黄色のロウ様の固体で、ニンニク臭を有する。水にはほとんど溶けない。

B. メチルアミン ……………… 腐ったキャベツのような悪臭のある気体で、水に可溶である。

C. メチルメルカプタン ……… 無色で魚臭（高濃度はアンモニア臭）のある気体である。水に大量に溶解し、強塩基となる。

	A	B	C
1.	正	誤	誤
2.	正	正	誤
3.	正	誤	正
4.	誤	正	正
5.	誤	正	誤

【50】 四塩化炭素の識別方法に関する記述について、最も適切なものを1～5から一つ選べ。

1. アルコール溶液は、白色の羊毛又は絹糸を鮮黄色に染める。

2. 水溶液を白金線につけて無色の火炎中に入れると、火炎は著しく黄色に染まる。

3. エーテル溶液に、ヨードのエーテル溶液を加えると、褐色の液状沈殿を生じ、これを放置すると赤色針状結晶となる。

4. 木炭とともに熱すると、メルカプタンの臭気を放つ。

5. アルコール性の水酸化カリウムと銅粉とともに煮沸すると、黄赤色の沈殿を生成する。

【1】5

〔解説〕取締法第1条（取締法の目的）。

> この法律は、毒物及び劇物について、（保健衛生上の見地から必要な取締を行う）ことを目的とする。

【2】2

〔解説〕取締法第2条（定義）第1項。

> この法律で「毒物」とは、別表第1に掲げる物であって、（A：医薬品）及び（B：医薬部外品）以外のものをいう。

【3】3

〔解説〕A．毒物又は劇物の輸入業の登録を受けた者でなければ、毒物又は劇物を販売又は授与の目的で輸入してはならない。取締法第3条（毒物劇物の禁止規定）第2項。

B．取締法第3条（毒物劇物の禁止規定）第3項。

C．毒物又は劇物の販売業の登録を受けた者でなければ、毒物又は劇物を販売、授与してはならない。取締法第3条（毒物劇物の禁止規定）第3項。

【4】1

〔解説〕A．特定毒物研究者のほか、毒物若しくは劇物の製造業者も特定毒物を製造できる。取締法第3条の2（特定毒物の禁止規定）第1項。

B．取締法第3条の2（特定毒物の禁止規定）第4項。

C．特定毒物研究者、特定毒物使用者のほか、毒物劇物営業者も特定毒物を所持することができる。取締法第3条の2（特定毒物の禁止規定）第10項。

D．取締法第3条の2（特定毒物の禁止規定）第11項。

【5】4

〔解説〕取締法第3条の3（シンナー乱用の禁止）。

> 興奮、幻覚又は（A：麻酔）の作用を有する毒物又は劇物（これらを含有する物を含む。）であって政令で定めるものは、みだりに（B：摂取）し、若しくは吸入し、又はこれらの目的で所持してはならない。

施行令第32条の2（興奮、幻覚又は麻酔の作用を有する物）。

> 法第3条の3に規定する政令で定める物は、トルエン並びに酢酸エチル、トルエン又は（C：メタノール）を含有するシンナー（塗料の粘度を減少させるために使用される有機溶剤をいう。）、接着剤、塗料及び閉そく用又はシーリング用の充てん料とする。

【6】2

〔解説〕A&C．取締法第3条の4（爆発性がある毒物劇物の所持禁止）、施行令第32条の3（発火性又は爆発性のある劇物）。亜塩素酸ナトリウム及びこれを含有する製剤（亜塩素酸ナトリウムを30％以上含有するものに限る）、ピクリン酸のほか、塩素酸塩類及びこれを含有する製剤（塩素酸塩類を35％以上含有するものに限る）、ナトリウムが定められている。

B&D．いずれも政令で定めるものに該当しない。

【7】3

〔解説〕A．取締法第4条（営業の登録）第1項。

B．「6年ごと」⇒「5年ごと」。取締法第4条（営業の登録）第3項。

C．毒物又は劇物の販売業の登録の更新は、登録の日から起算して「6年を経過した日の1月前まで」に、登録更新申請書に登録票を添えて提出することによって行う。取締法第4条（営業の登録）第3項、施行規則第4条（登録の更新の申請）第2項。

【8】2

〔解説〕取締法第8条（毒物劇物取扱責任者の資格）第2項第1〜4号。

一	（A：18）歳未満の者
二	（略）
三	麻薬、（B：大麻）、あへん又は覚せい剤の中毒者
四	（略）、その執行を終り、又は執行を受けることがなくなった日から起算して（C：3年）を経過していない者

【9】5

〔解説〕A．取締法第7条（毒物劇物取扱責任者）第3項。

B．一般毒物劇物取扱者試験に合格した者は、取締法第8条（毒物劇物取扱責任者の資格）第4項で規定する制限に含まれていないため、毒物劇物を取り扱う全ての製造所、営業所、店舗で、毒物劇物取扱責任者になることができる。

C．取締法第8条（毒物劇物取扱責任者の資格）第4項。

D．毒物劇物取扱責任者になることができるのは、①薬剤師、②厚生労働省令で定める学校で応用化学に関する学課を修了した者、③都道府県知事が行う毒物劇物取扱者試験に合格した者である。いずれも実務経験の有無は問わない。取締法第8条（毒物劇物取扱責任者の資格）第1項第1〜3号。

【10】1

〔解説〕A&C．取締法第10条（届出）第1項第1号、第4号。

B．登録を受けた毒物又は劇物以外の毒物又は劇物を製造又は輸入しようとするときは、あらかじめ、毒物又は劇物の品目につき登録の変更を受けなければならない。取締法第9条（登録の変更）第1項。

【11】3

〔解説〕取締法第11条（毒物又は劇物の取扱い）第4項。

> 毒物劇物営業者及び特定毒物研究者は、毒物又は厚生労働省令で定める劇物については、その容器として、（A：飲食物の容器として通常使用される物）を使用してはならない。

施行規則第11条の4（飲食物の容器を使用してはならない劇物）。

> 法第11条第4項に規定する劇物は、（B：すべての劇物）とする。

【12】3

〔解説〕A．取締法第12条（毒物又は劇物の表示）第1項。

B．「黒地に白色」⇒「赤地に白色」。取締法第12条（毒物又は劇物の表示）第1項。

C．取締法第12条（毒物又は劇物の表示）第3項。

【13】2

〔解説〕A＆C．施行規則第11条の6（取扱及び使用上特に必要な表示事項）第2号イ、ロ。

B．選択肢の記述は、DDVPを含有する製剤（衣料用の防虫剤に限る）を販売するときに必要な表示事項である。施行規則第11条の6（取扱及び使用上特に必要な表示事項）第3号ニ。

【14】4

〔解説〕A＆C．いずれも着色しなければ農業用として販売又は授与してはならないものに規定されていない。

B．取締法第13条（農業用の劇物）、施行令第39条（着色すべき農業用劇物）第1～2号、施行規則第12条（農業用劇物の着色方法）。燐化亜鉛又は硫酸タリウムを含有する製剤たる劇物については、あせにくい黒色で着色したものでなければ、農業用として販売、授与してはならない。

【15】5

〔解説〕取締法第14条（毒物又は劇物の譲渡手続）第1項第1～3号。記載事項に譲受人の年齢は含まれない。

> 毒物劇物営業者は、毒物又は劇物を他の毒物劇物営業者に販売し、又は（A：授与）したときは、その都度、次に掲げる事項を書面に記載しておかなければならない。
> 一　毒物又は劇物の名称及び（B：数量）
> 二　販売又は（A：授与）の年月日
> 三　譲受人の氏名、（C：職業）及び住所（法人にあっては、その名称及び主たる事務所の所在地）

【16】 4

〔解説〕A．取締法第15条（毒物又は劇物の交付の制限等）第1項第3号。

B．「氏名及び職業」⇒「氏名及び住所」。取締法第15条（毒物又は劇物の交付の制限等）第2項、取締法第3条の4（爆発性がある毒物劇物の所持禁止）、施行令第32条の3（発火性又は爆発性のある劇物）。

C．「6年間」⇒「5年間」。取締法第15条（毒物又は劇物の交付の制限等）第4項。

【17】 3

〔解説〕施行令第40条の5（運搬方法）第2項。

A＆B．1人の運転者による連続運転時間が4時間（<u>高速道路等のSA又はPA等に駐車又は停車できないため、やむを得ず1人の運転者による連続運転時間が4時間を超える場合は4時間30分</u>）を超える場合は、交替して運転させる者を同乗させなければならない。施行令第40条の5（運搬方法）第2項第1号、施行規則第13条の4（交替して運転する者の同乗）第1号。

> 施行規則第13条の4第1号は、法改正により令和6年4月1日から下線部の記述へ変更される（法改正前は「運転者1名による連続運転時間が4時間を超える場合」）ため、注意が必要。

C．「1人分」⇒「2人分以上」。施行令第40条の5第2項第3号、施行規則第13条の6（毒物又は劇物を運搬する車両に備える保護具）、別表第5。

D．施行令第40条の5第2項第4号。

【18】 1

〔解説〕A＆B．取締法第17条（事故の際の措置）第1項。

C．毒物又は劇物が盗難にあい、又は紛失したときは、直ちにその旨を警察署に届け出なければならない。取締法第17条（事故の際の措置）第2項。

D．業務上取扱者は、取締法第22条（業務上取扱者の届出等）第4項の規定により、取締法第17条（事故の際の措置）第1項が適用されるため、保健所等へ届け出なければならない。

【19】 1

〔解説〕取締法第18条（立入検査等）第1項。

> （A：都道府県知事）は、（B：保健衛生上）必要があると認めるときは、（略）、毒物、劇物、第11条第2項の政令で定める物若しくはその疑いのある物を（C：収去）させることができる。

【20】 4

〔解説〕取締法第22条（業務上取扱者の届出等）第1項、施行令第41条、第42条（業務
　　　　上取扱者の届出）各号。

　　　　A＆B．無機シアン化合物たる毒物及びこれを含有する製剤を取り扱う、電気
　　　　　めっきを行う事業と金属熱処理を行う事業は、業務上取扱者の届出が必要と
　　　　　なる。

　　　　C．業務上取扱者の届出は必要ない。

　　　　D．砒素化合物たる毒物及びこれを含有する製剤を取り扱う、しろありの防除
　　　　　を行う事業は、業務上取扱者の届出が必要となる。

【21】 4

〔解説〕金属の単体が水溶液中で電子を失い、陽イオンになろうとする性質のことをイ
　　　　オン化傾向という。イオン化傾向の大きな金属ほど、酸化されやすく反応性が
　　　　大きい。設問の場合、イオン化傾向の大きい順に並べると、K（カリウム）＞ Al
　　　　（アルミニウム）＞ Pb（鉛）＞ Cu（銅）となる。

　　　　イオン化傾向が極めて大きく、常温でも水と激しく反応する［リチウムLi］［カ
　　　　リウムK］［カルシウムCa］［ナトリウムNa］は覚えておく必要がある。

【22】 2

〔解説〕A＆C．同素体とは、同じ元素からなる単体で、性質の異なる物質をいう。赤
　　　　リンPと黄リンP_4、ダイヤモンドと黒鉛は炭素Cの、それぞれ同素体である。

　　　　B＆D．一酸化炭素COと二酸化炭素CO_2、メタノールCH_3OHとエタノール
　　　　C_2H_5OHは、それぞれ化合物である。

【23】 2

〔解説〕塩化ナトリウムNaClの分子量＝23.0＋35.5＝58.5より、1mol＝58.5g。
　　　　塩化ナトリウム234.0gでは、234.0／58.5＝4.0molとなる。
　　　　水溶液は2.0Lであることから、モル濃度は4.0mol／2.0L＝2.0mol/Lとなる。

【24】 1

〔解説〕マグネシウム原子は、原子核に12個の陽子があり、電子殻に（A：12）個の電
　　　　子がある。最外殻から2個の電子が放出されると、電子配置は貴ガスの（B：
　　　　ネオン）原子と同じになり、安定になる。この時、陽子に比べて電子数が2個
　　　　（C：少なく）なり、2価の陽イオンであるマグネシウムイオンになる。

　　　　A．すべての原子において、陽子と電子の数は等しい。

　　　　B＆C．ネオンNeの電子は10個であるため、マグネシウムMgから2個の電子
　　　　　が放出され、陽子よりも2個電子が少なくなったマグネシウムイオンMg^{2+}
　　　　　と電子の数が等しくなる。

【25】4

〔解説〕化学反応式より、過マンガン酸カリウム$KMnO_4$と過酸化水素H_2O_2の物質量の比は、2mol：5molである。求める過酸化水素水の濃度を$x$mol/Lとすると、次の比例式が成り立つ。

0.0400mol/L×（10.0mL／1000mL）：$x$mol/L×（20.0mL／1000mL）

= 2mol：5mol

⇒　0.0400×0.01：x×0.02 ＝ 2：5

2×0.02x ＝ 5×0.0004

0.04x ＝ 0.002

x ＝ 0.0500（mol/L）

【26】3

〔解説〕A．温度が一定のとき、一定物質量の気体の体積は圧力に「反比例」する…ボイルの法則。

B．シャルルの法則。

C．ドルトンの分圧の法則。

D．実在気体は、「高温・低圧」の条件下では理想気体に近いふるまいをする。

【27】1

〔解説〕一般に、反応物の濃度が大きいほど、反応速度は「大きく」なる。

【28】2

〔解説〕B．疎水コロイドに少量の電解質を加えたとき、沈殿が生じる現象を「凝析」という。塩析は、親水コロイドに多量の電解質を加えたときに沈殿が生じる現象をいう。

D．透析は、コロイド粒子が半透膜を「透過できない」性質を利用している。

【29】4

〔解説〕B．生成熱とは、化合物1molがその成分元素の単体から生成するときの反応熱で、発熱反応と「吸熱反応」がある。

日本化学会の提案や学習指導要領の改訂により、今後「熱化学方程式」ではなく「エンタルピー変化」を使用した問題が出題される可能性があるため、注意が必要。

【30】5

〔解説〕共有結合とは、非金属元素のみからなる化学結合をいう。二酸化ケイ素SiO_2、アンモニアNH_3、二酸化炭素CO_2、塩化水素HClはいずれも非金属元素であり、共有結合を形成する。カリウムKは金属元素であるため、共有結合を形成しない。

【31】 3

〔解説〕水素 H_2 は、無色、無臭で、すべての物質の中で単体の密度が最も（A：小さい）。また、水に溶けにくいので、水素を発生させる際には（B：水上置換）で捕集する。水素は、貴ガスを除くほとんどの元素と反応して化合物を作る。NH_3（アンモニア）、H_2O（水）、HF（フッ化水素）などがあり、これらの水素化合物は、周期表で右へ行くほど酸性が（C：強く）なる。

B．下方置換とは、水に溶けやすく空気より重い気体の捕集法。

【32】 3

〔解説〕一酸化窒素 NO は「水に溶けにくく、常温で無色・無臭の気体」である。

【33】 5

〔解説〕第二級アルコールは、酸化されると「ケトン」になる。第一級アルコールを酸化するとアルデヒドになり、更に酸化するとカルボン酸になる。

【34】 2

〔解説〕1．トルエン $C_6H_5CH_3$ は、ベンゼン C_6H_6 の水素 H 原子 1 個を「メチル基－CH_3」で置換した化合物である。ヒドロキシ基－OH で置換した化合物は、フェノール C_6H_5OH である。

　　　3．フェノールは、石炭酸とも呼ばれ、その水溶液は炭酸よりも「弱い酸性」を示す。

　　　4．安息香酸 C_6H_5COOH の水溶液は、「塩酸 HCl より弱い酸性」を示す。

　　　5．サリチル酸 $C_6H_4(OH)COOH$ は、分子中にカルボキシ基－COOH と「ヒドロキシ基－OH」の両方を持っている。

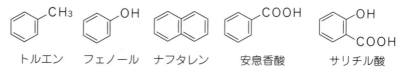

トルエン　　フェノール　ナフタレン　　安息香酸　　サリチル酸

【35】 1

〔解説〕溶液中のイオンを別のイオンと交換するはたらきをもつ合成樹脂を、イオン交換樹脂という。スルホ基（－SO_3H）を導入したものは、陽イオン交換樹脂といい、これに塩化ナトリウム（NaCl）水溶液を通すと、水溶液中の（A：Na^+（ナトリウムイオン））が樹脂中の（B：H^+（水素イオン））と置換され、（B：H^+）が放出される。そのため、溶液は（C：酸性）になる。

【36】 3

〔解説〕ホスゲン $COCl_2$ …毒物。

　　　1～2＆4～5．モノクロル酢酸 $CH_2ClCOOH$、塩化第一水銀 Hg_2Cl_2、クロルエチル C_2H_5Cl、酢酸タリウム CH_3COOTl …劇物。

【37】 4

〔解説〕シアン酸ナトリウム NaOCN…劇物。

　　　　1～3＆5．ジニトロフェノール $C_6H_3(OH)(NO_2)_2$、ニッケルカルボニル
　　　　$Ni(CO)_4$、四アルキル鉛 PbR_4、モノフルオール酢酸 $C_2H_3FO_2$…毒物（四ア
　　　　ルキル鉛、モノフルオール酢酸は特定毒物でもある）。

※以下、物質名の後や文章中に記載されている ［　］は、物質を見分ける際に特徴とな
るキーワードを表す。

【38】 5

〔解説〕A．臭素 Br_2［むしろ、シート等］［水酸化カルシウム（消石灰）を散布して吸
　　　　　収］

　　　　B．亜砒酸 As_2O_3［硫酸鉄（Ⅲ）（硫酸第二鉄）等の水溶液を散布］［水酸化カ
　　　　　ルシウム（消石灰）、炭酸ナトリウム（ソーダ灰）等の水溶液を用いて処理］

　　　　C．クロルスルホン酸 $ClSO_3H$［炭酸ナトリウム（ソーダ灰）、水酸化カルシウ
　　　　　ム（消石灰）等で中和］

【39】 4

〔解説〕A．［そのまま再生利用するため蒸留］から回収法であり、水銀 Hg の廃棄方法
　　　　　である。

　　　　B．ホスゲン $COCl_2$…アルカリ法［水酸化ナトリウム水溶液（10％程度）に
　　　　　撹拌］［ガスを吹き込み分解］

　　　　C．［おが屑（木屑）等の可燃物］［焼却炉で焼却］から燃焼法であり、クレゾ
　　　　　ール $C_6H_4(OH)CH_3$ の廃棄方法である。

　　　　D．ホルムアルデヒド HCHO…酸化法［多量の水を加えて希薄な水溶液］［次
　　　　　亜塩素酸塩水溶液を加えて分解］

【40】 3

〔解説〕A＆D．アクロレイン $CH_2=CHCHO$ と二硫化炭素 CS_2 は、いずれも「酸化法」
　　　　により廃棄する。

【41】 4

〔解説〕A．過酸化水素水 H_2O_2 aq ［漂白剤］

　　　　B．クロロプレン C_4H_5Cl ［合成ゴム原料］

　　　　C．ニトロベンゼン $C_6H_5NO_2$ は、「純アニリンの製造原料」に用いられる。

【42】 2

〔解説〕アジ化ナトリウム NaN_3 は［水に可溶］で、［試薬］や［医療検体の防腐剤］
　　　　等に用いられる。

令和3年度　関西

【43】 1

〔解説〕 A．フェノールC_6H_5OH〔皮膚に付くと火傷を起こし、白くなる〕〔尿は特有
の暗赤色〕

B．トルエン$C_6H_5CH_3$〔短時間の興奮期〕〔深い麻酔状態〕

C．燐化亜鉛Zn_3P_2〔嚥下吸入〕〔胃および肺で胃酸や水と反応〕

【44】 3

〔解説〕 A．砒素化合物にはBALのほか、チオ硫酸ナトリウムも解毒剤又は治療剤とし
て用いられる。

B＆C．カーバメート系殺虫剤や有機燐化合物の解毒剤又は治療剤には、「硫酸
アトロピン」が用いられる。PAMは「有機燐化合物」の解毒剤又は治療剤と
して用いられる。

【45】 5

〔解説〕 A．塩素酸ナトリウム$NaClO_3$〔潮解性〕〔乾燥している冷暗所に密栓して貯蔵〕

B．アクリルニトリル$CH_2＝CHCN$〔きわめて引火しやすい〕〔窒素のような
不活性ガスの雰囲気の中に貯蔵〕

C．シアン化カリウムKCN〔酸類とは離す〕〔乾燥した冷所に密封して貯蔵〕

【46】 4

〔解説〕 A．無水クロム酸CrO_3は、「潮解性」があり、「可燃物と混合すると常温でも発
火」する。選択肢は〔空気中で徐々に二酸化炭素CO_2と反応〕〔有毒なガス
（シアン化水素（青酸ガス）HCN）を生成〕から、シアン化カリウムKCNが
考えられる。

B．過酸化ナトリウムNa_2O_2〔有機物、硫黄などに触れて水分を吸う〕〔自然
発火〕

C．クロロホルム$CHCl_3$〔火災などで強熱されるとホスゲンを生成〕

【47】 1

〔解説〕 A．キノリンC_9H_7N〔無色又は淡黄色〕〔不快臭の吸湿性の液体〕〔熱水、エ
タノール、エーテル、二硫化炭素に可溶〕

B．フェノールC_6H_5OH〔無色あるいは白色の結晶〕〔空気中で容易に赤変〕
〔1／4量のアンモニア水と数滴のさらし粉溶液〕〔藍色〕

C．ぎ酸$HCOOH$は、「無色で刺激性の強い液体」で、「腐食性が強い」。選択
肢は〔無色透明の結晶〕〔光によって黒変〕〔強力な酸化剤〕から、硝酸銀
$AgNO_3$が考えられる。

【48】 2
〔解説〕 A．ジボラン B_2H_6［無色の可燃性の気体］［ビタミン臭］
　　　　 B．セレン Se は、「灰色の金属光沢を有するペレットまたは黒色の粉末」。選
　　　　　　択肢は［橙赤色の柱状結晶］［強力な酸化剤］から、重クロム酸カリウム
　　　　　　$K_2Cr_2O_7$ が考えられる。
　　　　 C．弗化水素酸 HF aq は、［不燃性の液体］で［特有の刺激臭］をもち、［水に
　　　　　　極めて溶けやすい］。

【49】 1
〔解説〕 A．黄燐 P_4［白色又は淡黄色のロウ様の固体］［ニンニク臭］
　　　　 B．［腐ったキャベツのような悪臭のある気体］から、メチルメルカプタン
　　　　　　CH_3SH が考えられる。
　　　　 C．［無色で魚臭（高濃度はアンモニア臭）のある気体］［強塩基］から、メ
　　　　　　チルアミン CH_3NH_2 が考えられる。

【50】 5
〔解説〕 四塩化炭素 CCl_4［水酸化カリウムと銅粉］［黄赤色の沈殿］
　　　　 1．［白色の羊毛又は絹糸］［鮮黄色］から、ピクリン酸 $C_6H_2(OH)(NO_2)_3$ が
　　　　　　考えられる。
　　　　 2．［白金線］［火炎は著しく黄色］から、水酸化ナトリウム NaOH が考えられ
　　　　　　る。
　　　　 3．［ヨードのエーテル溶液］［褐色の液状沈殿］［赤色針状結晶］から、ニコ
　　　　　　チン $C_{10}H_{14}N_2$ が考えられる。
　　　　 4．［木炭］［メルカプタンの臭気］から、スルホナール $C_7H_{16}O_4S_2$ が考えら
　　　　　　れる。

一般受験者数・合格率《参考》	受験者数（人）	合格者数（人）	合格率（%）
	846	426	50.4

〔毒物及び劇物に関する法規〕

※　設問中、特に規定しない限り、「法」は「毒物及び劇物取締法」、「政令」は「毒物及び
劇物取締法施行令」、「省令」は「毒物及び劇物取締法施行規則」とする。

【1】次の記述は、法第１条の条文であるが、（　）にあてはまる語句の組合せとして、正しいものはどれか。

　この法律は、毒物及び劇物について、（ア）上の見地から必要な（イ）を行うことを目的とする。

　　　　　　　ア　　　　　　イ
☑　1. 保健衛生　　　　規制
　　2. 保健衛生　　　　取締
　　3. 公衆衛生　　　　規制
　　4. 公衆衛生　　　　取締

【2】次の記述は、法第３条第３項の条文の一部であるが、（　）にあてはまる語句の組合せとして、正しいものはどれか。

　毒物又は劇物の販売業の登録を受けた者でなければ、毒物又は劇物を販売し、（ア）し、又は販売若しくは（ア）の目的で（イ）し、運搬し、若しくは陳列してはならない。

　　　　　　　ア　　　　　　イ
☑　1. 授与　　　　　所持
　　2. 提供　　　　　所持
　　3. 授与　　　　　貯蔵
　　4. 提供　　　　　貯蔵

【3】次のうち、特定毒物に関する記述として、<u>誤っているもの</u>はどれか。

☑ 1. 毒物又は劇物の製造業者は、毒物又は劇物の製造のために特定毒物を使用することができる。

2. 特定毒物研究者は、特定毒物を輸入することができる。

3. 特定毒物研究者の許可を受けようとする者は、その主たる研究所の所在地の都道府県知事を経て、厚生労働大臣に申請書を出さなければならない。

4. 特定毒物使用者は、その使用することができる特定毒物以外の特定毒物を譲り受け、又は所持してはならない。

【4】次のうち、法第3条の3で「みだりに摂取し、若しくは吸入し、又はこれらの目的で所持してはならない。」と規定されている「興奮、幻覚又は麻酔の作用を有する毒物又は劇物」として、政令で定められているものはどれか。

☑ 1. トルエン

2. ベンゼン

3. キシレン

4. クロロホルム

【5】次の記述は、法第3条の4の条文であるが、( )にあてはまる語句の組合せとして、正しいものはどれか。

引火性、発火性又は（ア）のある毒物又は劇物であって政令で定めるものは、業務その他正当な理由による場合を除いては、（イ）してはならない。

	ア	イ
☑ 1.	揮発性	使用
2.	揮発性	所持
3.	爆発性	使用
4.	爆発性	所持

【6】次の記述は、法第4条第3項及び省令第4条第2項の条文であるが、（　）
にあてはまる語句の組合せとして、正しいものはどれか。

〈法第4条第3項〉

　製造業又は輸入業の登録は、5年ごとに、販売業の登録は、（ア）ごとに、更
新を受けなければ、その効力を失う。

〈省令第4条第2項〉

　法第4条第3項の毒物又は劇物の販売業の登録の更新は、登録の日から起算し
て（ア）を経過した日の（イ）に、別記第5号様式による登録更新申請書に登録
票を添えて提出することによって行うものとする。

	ア	イ
☑ 1.	3年	1月前まで
2.	3年	15日以内
3.	6年	1月前まで
4.	6年	15日以内

【7】次のうち、毒物劇物取扱責任者に関するものとして、<u>誤っているもの</u>はどれ
か。

☑ 1. 毒物劇物営業者は、自ら毒物劇物取扱責任者となることができない。

　2. 毒物劇物営業者が毒物若しくは劇物の製造業、輸入業若しくは販売業のう
ち2以上を併せて営む場合において、その製造所、営業所若しくは店舗が互
に隣接しているとき、毒物劇物取扱責任者は、これらの施設を通じて1人で
足りる。

　3. 毒物劇物営業者は、毒物劇物取扱責任者を変更したときは、30日以内に、
その毒物劇物取扱責任者の氏名を届け出なければならない。

　4. 毒物若しくは劇物又は薬事に関する罪を犯し、罰金以上の刑に処せられ、
その執行を終り、又は執行を受けることがなくなった日から起算して3年を
経過していない者は、毒物劇物取扱責任者となることができない。

【8】次のうち、法第9条に基づき、毒物劇物製造業者があらかじめ登録の変更を
受けなければならない場合として、定められているものはどれか。

☑ 1. 毒物又は劇物を製造し、貯蔵し、又は運搬する設備の重要な部分を変更し
ようとするとき。

　2. 登録を受けた毒物又は劇物以外の毒物又は劇物を製造しようとするとき。

　3. 氏名又は住所（法人にあっては、その名称又は主たる事務所の所在地）を
変更しようとするとき。

　4. 製造所の名称を変更しようとするとき。

【9】次の記述は、法第11条第2項に基づき、毒物劇物営業者及び特定毒物研究者がその製造所、営業所若しくは店舗又は研究所の外に飛散し、漏れ、流れ出、若しくはしみ出、又はこれらの施設の地下にしみ込むことを防ぐのに必要な措置を講じなければならない毒物若しくは劇物を含有する物を定めた政令第38条第1項の条文であるが、（　）にあてはまる語句の組合せとして、正しいものはどれか。

法第11条第2項に規定する政令で定める物は、次のとおりとする。

一　無機（ア）化合物たる毒物を含有する液体状の物（（ア）含有量が1Lにつき1mg以下のものを除く。）

二　塩化水素、硝酸若しくは硫酸又は水酸化カリウム若しくは水酸化ナトリウムを含有する液体状の物（水で10倍に希釈した場合の水素イオン濃度が水素指数（イ）までのものを除く。）

	ア	イ
☑ 1．	シアン	2.0から12.0
2．	シアン	5.8から8.6
3．	セレン	2.0から12.0
4．	セレン	5.8から8.6

【10】次の記述は、法第11条第4項の条文であるが、（　）にあてはまる語句として、正しいものはどれか。

毒物劇物営業者及び特定毒物研究者は、毒物又は厚生労働省令で定める劇物については、その容器として、（　）の容器として通常使用される物を使用してはならない。

☑ 1．医薬品　　　2．洗剤
　　3．農薬　　　　4．飲食物

【11】次のうち、法第12条第1項の規定に基づく毒物の容器及び被包の表示として、正しいものはどれか。

☑ 1．「医薬用外」の文字及び黒地に白色をもって「毒物」の文字
　　2．「医薬用外」の文字及び白地に黒色をもって「毒物」の文字
　　3．「医薬用外」の文字及び赤地に白色をもって「毒物」の文字
　　4．「医薬用外」の文字及び白地に赤色をもって「毒物」の文字

【12】 次のうち、法第12条第2項第3号の規定により、毒物劇物営業者がその容器及び被包に解毒剤の名称を表示しなければ、販売し、又は授与してはならない毒物又は劇物として、省令第11条の5で定められているものはどれか。

☑ 1. 無機シアン化合物及びこれを含有する製剤たる毒物及び劇物
   2. タリウム化合物及びこれを含有する製剤たる毒物及び劇物
   3. 有機燐化合物及びこれを含有する製剤たる毒物及び劇物
   4. アンチモン化合物及びこれを含有する製剤たる毒物及び劇物

【13】 次の記述は、法第13条に基づく特定の用途に供される毒物又は劇物の販売等に関するものであるが、正誤の組合せとして、正しいものはどれか。

ア．すべての劇物については、省令で定める方法により着色したものでなければ、農業用として販売し、又は授与してはならない。

イ．硫酸タリウムを含有する製剤たる劇物については、あせにくい黒色で着色したものでなければ、農業用として販売し、又は授与してはならない。

ウ．燐化亜鉛を含有する製剤たる劇物については、鮮明な青色または赤色で全質均等で着色したものでなければ、農業用として販売し、又は授与してはならない。

	ア	イ	ウ
☑ 1.	正	誤	誤
2.	誤	正	誤
3.	誤	正	正
4.	正	誤	正

【14】 次の記述は、法第14条第1項の条文であるが、（　）にあてはまる語句の組合せとして、正しいものはどれか。

毒物劇物営業者は、毒物又は劇物を他の毒物劇物営業者に販売し、又は授与したときは、その都度、次に掲げる事項を書面に記載しておかなければならない。

一　毒物又は劇物の（ア）及び数量
二　販売又は授与の年月日
三　譲受人の氏名、（イ）及び住所（法人にあっては、その名称及び主たる事務所の所在地）

	ア	イ
☑ 1.	名称	電話番号
2.	名称	職業
3.	製造番号	電話番号
4.	製造番号	職業

【15】 次の記述は、劇物たるピクリン酸の販売及び交付について述べたものであるが、正誤の組合せとして、正しいものはどれか。

ア．毒物劇物営業者は、その交付を受ける者の氏名及び住所を確認せずに、交付した。

イ．毒物劇物営業者は、18歳未満の者に交付した。

ウ．毒物劇物営業者は、劇物たるピクリン酸を交付するときの確認に関する事項を記載した帳簿を、最終の記載をした日から5年間保存した。

	ア	イ	ウ
☑ 1.	正	誤	誤
2.	誤	正	誤
3.	誤	誤	正
4.	正	誤	正

【16】 次のうち、劇物たる20％硝酸を、車両1台を使用して1回につき6,000kgを運搬する場合の運搬方法として、誤っているものはどれか。［改］

☑ 1. 運送業者に委託する場合、運送業者に対して、あらかじめ、運搬する劇物の名称、成分及びその含量、数量、事故の際に講じなければならない応急の措置の内容を記載した書面を交付した。

2. 運転者1名による運転時間が、2日（始業時刻から起算して48時間をいう。）を平均し1日当たり9時間を超えるため、交替して運転する者を同乗させた。

3. 車両の前後の見やすい箇所に、地を黒色、文字を白色として「毒」と表示した0.3m平方の板を掲げた。

4. 車両に防毒マスク、ゴム手袋、その他事故の際に応急の措置を講ずるために必要な保護具を1人分備えた。

【17】次の記述は、政令第40条の9第1項の条文の一部であるが、（　）にあてはまる語句の組合せとして、正しいものはどれか。

　毒物劇物営業者は、毒物又は劇物を販売し、又は授与するときは、その販売し、又は授与（ア）に、譲受人に対し、当該毒物又は劇物の（イ）及び取扱いに関する情報を提供しなければならない。

<table>
<tr><td></td><td></td><td>ア</td><td>イ</td></tr>
<tr><td>☑</td><td>1．</td><td>する時まで</td><td>性状</td></tr>
<tr><td></td><td>2．</td><td>する時まで</td><td>毒性</td></tr>
<tr><td></td><td>3．</td><td>した後、速やか</td><td>性状</td></tr>
<tr><td></td><td>4．</td><td>した後、速やか</td><td>毒性</td></tr>
</table>

【18】次の記述は、法第17条第2項の条文であるが、（　）にあてはまる語句の組合せとして、正しいものはどれか。

　毒物劇物営業者及び特定毒物研究者は、その取扱いに係る毒物又は劇物が盗難にあい、又は紛失したときは、（ア）、その旨を（イ）に届け出なければならない。

<table>
<tr><td></td><td></td><td>ア</td><td>イ</td></tr>
<tr><td>☑</td><td>1．</td><td>直ちに</td><td>警察署</td></tr>
<tr><td></td><td>2．</td><td>直ちに</td><td>保健所</td></tr>
<tr><td></td><td>3．</td><td>30日以内に</td><td>警察署</td></tr>
<tr><td></td><td>4．</td><td>30日以内に</td><td>保健所</td></tr>
</table>

【19】次の記述は、法第22条第1項の規定に基づき、届出が必要な業務上取扱者の事業等を定めた政令第41条及び省令第13条の13の条文であるが、（　）にあてはまる語句の組合せとして、正しいものはどれか。

〈政令第41条〉

　法第22条第1項に規定する政令で定める事業は、次のとおりとする。

一　電気めっきを行う事業

二　金属熱処理を行う事業

三　最大積載量が（ア）以上の自動車若しくは被牽引自動車（以下「大型自動車」という。）に固定された容器を用い、又は内容積が厚生労働省令で定める量以上の容器を大型自動車に積載して行う毒物又は劇物の運送の事業

四　しろありの防除を行う事業

〈省令第13条の13〉

　令第41条第３号に規定する厚生労働省令で定める量は、四アルキル鉛を含有する製剤を運搬する場合の容器にあっては200Lとし、それ以外の毒物又は劇物を運搬する場合の容器にあっては（イ）とする。

	ア	イ
☑ 1.	1,000kg	1,000L
2.	1,000kg	5,000L
3.	5,000kg	1,000L
4.	5,000kg	5,000L

【20】 次の記述は、毒物又は劇物の業務上取扱者の対応を述べたものであるが、正誤の組み合わせとして、正しいものはどれか。

ア．劇物の貯蔵設備に「医薬用外劇物」の文字を表示した。

イ．毒物又は劇物が盗難にあい、又は紛失することを防ぐのに必要な措置として、鍵をかけることができる専用の保管庫に毒物又は劇物を保管した。

ウ．貯蔵設備から劇物が漏えいし、多数の者に保健衛生上の危害が発生するおそれがあったため、直ちにその旨を保健所、警察署及び消防機関に届け出るとともに、保健衛生上の危害を防止するために必要な応急の措置を講じた。

	ア	イ	ウ
☑ 1.	正	正	誤
2.	正	誤	正
3.	誤	正	正
4.	正	正	正

〔基礎化学〕

※　設問中の物質の性状は、特に規定しない限り常温常圧におけるものとする。

【21】 次の記述は、混合物の分離操作に関するものであるが、（　）にあてはまる語句として、正しいものはどれか。

　目的の物質をよく溶かす溶媒を使い、溶媒に対する溶けやすさの違いを利用して、混合物から目的の物質を溶かし出して分離する操作を（　）という。

☑ 1. 抽出　　　2. 分留
　 3. 再結晶　　4. クロマトグラフィー

【22】 次の記述のうち、正しいものはどれか。

☑ 1．ヘリウムは単体であるが、水素は化合物である。
2．銀と水銀は、互いに同素体の関係である。
3．物質を構成している基本的な成分を元素という。
4．ナトリウムは、炎色反応において青緑色を示す。

【23】 次のうち、原子番号を表すものはどれか。

☑ 1．陽子の数
2．中性子の数
3．陽子と中性子の数の和
4．陽子と中性子と電子の数の和

【24】 次の記述は、同位体（アイソトープ）に関するものであるが、正誤の組合せとして正しいものはどれか。

ア．同位体は、質量が異なるため、その化学的性質は全く異なる。
イ．$_1^1$Hと$_1^2$Hは互いに同位体である。
ウ．天然に存在する各同位体の存在比は、地球上ではほぼ一定である。

	ア	イ	ウ
☑ 1.	正	正	誤
2.	誤	正	正
3.	正	誤	誤
4.	誤	誤	正

【25】 次の記述は、イオンの生成に関するものであるが、（　）にあてはまる語句の組合せとして、正しいものはどれか。

原子から最外殻の電子を1個取り去って、1価の陽イオンにするのに必要なエネルギーを（ア）といい、一般に（ア）が（イ）原子ほど陽イオンになりやすい。また、原子が1個の電子を受け取って、1価の陰イオンになるときに放出するエネルギーを（ウ）といい、一般に（ウ）が（エ）原子ほど陰イオンになりやすい。

	ア	イ	ウ	エ
☑ 1.	イオン化エネルギー	小さい	電子親和力	大きい
2.	イオン化エネルギー	大きい	電子親和力	小さい
3.	電子親和力	小さい	イオン化エネルギー	大きい
4.	電子親和力	大きい	イオン化エネルギー	小さい

【26】 次のうち、三重結合をもつ分子はどれか。
☑ 1．水（H_2O）　　　　　　2．アンモニア（NH_3）
　　3．二酸化炭素（CO_2）　　4．窒素（N_2）

【27】 次のうち、共有結合の結晶を形成する物質はどれか。
☑ 1．二酸化ケイ素（SiO_2）　　2．ヨウ素（I_2）
　　3．鉄（Fe）　　　　　　　　4．塩化ナトリウム（NaCl）

【28】 次のうち、アンモニア分子（NH_3）1個の質量として、正しいものはどれか。
　　ただし、各原子の原子量は、水素（H）＝1、窒素（N）＝14とする。また、アボ
　　ガドロ定数は$6.0×10^{23}$/molとする。
☑ 1．$3.5×10^{-24}$g　　2．$2.8×10^{-23}$g
　　3．$1.7×10^{-22}$g　　4．$1.0×10^{-21}$g

【29】 次の化学反応式は、エタン（C_2H_6）と酸素（O_2）が反応し、二酸化炭素
　　（CO_2）と水（H_2O）が生じる変化を示したものであるが、（　）に当てはまる係
　　数の組合せとして、正しいものはどれか。
　　　$2C_2H_6 + （ア） O_2 \longrightarrow （イ） CO_2 + （ウ） H_2O$
　　　　ア　　　イ　　　ウ
☑ 1．5　　　2　　　3
　　2．5　　　2　　　6
　　3．7　　　4　　　3
　　4．7　　　4　　　6

【30】 次のうち、1価の酸に分類されるものはどれか。
☑ 1．シュウ酸（$(COOH)_2$）
　　2．二酸化炭素（CO_2）
　　3．酢酸（CH_3COOH）
　　4．水酸化ナトリウム（NaOH）

【31】 次のうち、酸性と塩基性の水溶液に関する記述として、正しいものはどれ
　　か。
☑ 1．塩基性の水溶液は、フェノールフタレイン溶液を赤色に変える。
　　2．塩基性の水溶液は、メチルオレンジ溶液を赤色に変える。
　　3．酸性の水溶液は、赤色リトマス紙を青色に変える。
　　4．酸性の水溶液は、ブロモチモールブルー（BTB）溶液を青色に変える。

【32】次のうち、硫酸酸性の水溶液中で過マンガン酸イオン（MnO_4^-）がマンガンイオン（Mn^{2+}）になる反応に関する記述として、<u>誤っているもの</u>はどれか。なお、過マンガン酸イオン（MnO_4^-）がマンガンイオン（Mn^{2+}）になる反応は、次のイオン反応式で表される。

$$MnO_4^- + 8H^+ + 5e^- \longrightarrow Mn^{2+} + 4H_2O$$

☐　1．溶液は、赤紫色から淡桃色（ほぼ無色）に変化する。
　　2．過マンガン酸イオンは、還元剤としてはたらいている。
　　3．マンガン原子の酸化数は、＋7から＋2に減少している。
　　4．過マンガン酸イオンは、相手の物質から電子を受け取っている。

【33】次のうち、化学電池に関する記述として、<u>誤っているもの</u>はどれか。

☐　1．イオン化傾向の異なる2種類の金属を電池の電極としたとき、イオン化傾向の小さい金属は負極、イオン化傾向の大きい金属は正極となる。
　　2．電子は負極から正極に流れ、電流は正極から負極に流れる。
　　3．鉛蓄電池、ニッケル・水素電池、リチウムイオン電池はいずれも二次電池（蓄電池）に分類される。
　　4．燃料電池では負極活物質に水素、正極活物質に酸素が用いられる。

【34】次の記述は、希薄溶液の性質に関するものであるが、（　）にあてはまる語句の組合せとして、正しいものはどれか。

　不揮発性物質が溶けている溶液は、純粋な溶媒と比べて、沸点が（ア）なる。また、不揮発性物質が溶けている溶液は、純粋な溶媒と比べて、凝固点が（イ）なる。

　　　　　　　ア　　　　　イ
☐　1．低く　　　低く
　　2．低く　　　高く
　　3．高く　　　低く
　　4．高く　　　高く

【35】次のうち、コロイドに関する記述として、正しいものはどれか。

☐ 1．コロイド粒子が分散している溶液をゲルという。

2．コロイド溶液を限外顕微鏡で観察すると、コロイド粒子が不規則な運動を
している様子が見られる。これをチンダル現象という。

3．親水コロイドに少量の電解質を加えると、沈殿が生じる。この現象を凝析
という。

4．コロイド溶液に直流の電圧をかけると、コロイド粒子自身が帯電している
電荷とは反対の電極のほうへ移動する。この現象を電気泳動という。

【36】次のうち、化学反応の速さを大きくする要因として、誤っているものはど
れか。

☐ 1．反応物の濃度を大きくする。

2．反応物が固体のときは、固体の表面積を小さくする。

3．温度を高くする。

4．触媒を使用する。

【37】次のうち、ハロゲンに関する記述として、正しいものはどれか。

☐ 1．ハロゲンの原子はいずれも安定な電子配置をとり、その価電子の数は0と
みなされる。

2．周期表1族の元素をハロゲンという。

3．ハロゲンの単体は、いずれも2原子からなる分子で、有色、有毒である。

4．ハロゲンの単体の酸化力は、原子番号が大きいものほど強い。

【38】次のうち、カルシウム化合物とその別名の組合せとして、誤っているもの
はどれか。

☐ 1．酸化カルシウム（CaO） ……………………………… 生石灰

2．水酸化カルシウム（Ca(OH)$_2$） ………………… 消石灰

3．硫酸カルシウム二水和物（CaSO$_4$・2H$_2$O）……… セッコウ

4．塩化カルシウム（CaCl$_2$） ………………………… ミョウバン

【39】次のうち、芳香族炭化水素に分類されるものはどれか。

☐ 1．アセチレン（C$_2$H$_2$）　　　　2．ベンゼン（C$_6$H$_6$）

3．シクロヘキセン（C$_6$H$_{10}$）　　4．プロパン（C$_3$H$_8$）

【40】 次のうち、アセトアルデヒド（CH3CHO）に関する記述として、誤っているものはどれか。

☑ 1. 加熱した銅または白金を触媒に用いて、メタノールを酸化することにより得られる。
  2. アセトアルデヒドを酸化すると酢酸になる。
  3. アンモニア性硝酸銀水溶液とともに加温すると、容器の内壁に銀が析出し鏡のようになる。
  4. 塩基性条件下でヨウ素と反応させると、黄色のヨードホルムが生じる。

【41】 水500gに、80%の硫酸300gを加えた。この硫酸の濃度は、次のうちどれか。なお、本問中、濃度（%）は質量パーセント濃度である。

☑ 1. 30%   2. 45%
  3. 48%   4. 60%

【42】 2.5mol/Lのアンモニア水400mLに、1.0mol/Lのアンモニア水を加えて、1.5mol/Lのアンモニア水を作った。このとき加えた1.0mol/Lのアンモニア水の量は、次のうちどれか。

☑ 1. 80mL   2. 400mL
  3. 800mL   4. 1600mL

【43】 5.0mol/Lの硫酸60mLを中和するのに必要な3.0mol/Lのアンモニア水の量は、次のうちどれか。

☑ 1. 50mL   2. 100mL
  3. 200mL   4. 2000mL

〔実地（性質・貯蔵・取扱い方法等）〕
※ 設問中の物質の性状は、特に規定しない限り常温常圧におけるものとする。

【44】 次のうち、アンモニアについての記述として、誤っているものはどれか。

☑ 1. 窒息性臭気を有する黄緑色の気体である。
  2. 圧縮すると常温においても液化する。
  3. 空気中では燃焼しないが、酸素中では黄色の炎をあげて燃焼する。
  4. 水溶液に濃塩酸を潤したガラス棒を近づけると、白い霧を生じる。

【45】 次のうち、硝酸についての記述として、<u>誤っているもの</u>はどれか。

☑ 1．極めて純粋な、水分を含まないものは無色の液体で、特有の臭気を有する。
　　2．腐食性が激しく、空気に接すると刺激性白霧を発し、水を吸収する性質が
　　　強い。
　　3．銅屑（くず）を加えて熱すると藍色を呈して溶け、その際、赤褐色の蒸気を生成す
　　　る。
　　4．金、白金を溶解し、硝酸塩を生成する。

【46】 次のうち、シアン化ナトリウムの解毒剤として、適当なものはどれか。

☑ 1．硫酸アトロピン
　　2．チオ硫酸ナトリウム
　　3．ジメルカプロール（別名：BAL）
　　4．2－ピリジルアルドキシムメチオダイド（別名：PAM）

【47】 次のうち、劇物とその用途の組合せとして、<u>適当でないもの</u>はどれか。

☑ 1．過酸化水素………………………漂白剤
　　2．硝酸………………………………冶金（やきん）、爆薬の製造
　　3．硅弗化ナトリウム（けいふっか）………………殺鼠剤（そ）
　　4．硫酸………………………………石油の精製

【48】 次のうち、毒物又は劇物とその貯蔵方法についての記述の組合せとして、
<u>適当でないもの</u>はどれか。

☑ 1．ブロムメチル ……… 少量ならばガラス瓶、多量ならばブリキ缶又は鉄ド
　　　　　　　　　　　　　ラム缶を用い、酸類とは離して風通しの良い乾燥し
　　　　　　　　　　　　　た冷所に密栓して保管する。
　　2．ナトリウム ………… 通常石油中に保管する。また、冷所で雨水等の漏れ
　　　　　　　　　　　　　がない場所に保管する。
　　3．黄燐（りん） ………………… 空気に触れると発火しやすいので、水中に沈めて瓶（びん）
　　　　　　　　　　　　　に入れ、さらに砂を入れた缶中に固定して冷暗所に
　　　　　　　　　　　　　保管する。
　　4．臭素 ………………… 少量ならば共栓ガラス瓶（びん）を用いて、濃塩酸、アンモ
　　　　　　　　　　　　　ニア水などと離して、冷所に保管する。

【49】次のうち、毒物又は劇物とその廃棄方法の組合せとして、適当でないものはどれか。

☑ 1．水酸化カリウム ……… 中和法
2．塩素 …………………… 焙焼法
3．アクリル酸 …………… 燃焼法
4．炭酸バリウム ………… 沈殿法

【50】次のうち、トルエンが多量に漏えいした時の措置として、適当でないものはどれか。

☑ 1．漏えいした液は、土砂等でその流れを止め、安全な場所に導いて遠くから徐々に注水して希釈した後、消石灰等で中和し、多量の水を用いて洗い流す。
2．引火しやすく、その蒸気は空気と混合して爆発性混合ガスとなるので、火気に近づけない。
3．作業の際には必ず保護具を着用し、風下で作業をしない。
4．漏えいした場所の周辺にはロープを張るなどして人の立入りを禁止する。

【51】次の毒物又は劇物の性状等として、最も適当なものはどれか。

☑ A．２，２’－ジピリジリウム－１，１’－エチレンジブロミド（別名：ジクワット）
☑ B．ホスゲン
☑ C．燐化亜鉛
☑ D．クレゾール

1．オルト、メタ及びパラの３つの異性体がある。一般にはメタ、パラの異性体の混合物が流通している。フェノール様の臭いがある。
2．淡黄色の吸湿性結晶で、アルカリ溶液で薄める場合には、２～３時間以上貯蔵できない。除草剤として用いられる。
3．暗赤色の光沢のある粉末で、水、アルコールに溶けないが、希酸に気体を出して溶解する。殺鼠剤として用いられる。
4．無色、窒息性の気体で、水により徐々に分解されて二酸化炭素と塩化水素になる。

令和5年度　愛知

【52】次の劇物の貯蔵方法等として、最も適当なものはどれか。

☑ A. クロロホルム
☑ B. クロルピクリン
☑ C. アクリルアミド
☑ D. キシレン

1. 冷暗所に保管する。純品は空気と日光によって変質するので、少量のアルコールを加えて分解を防止する。
2. 高温又は紫外線下では容易に重合するので、冷暗所に保管する。
3. 引火しやすく、その蒸気は空気と混合して爆発性混合ガスとなるので、火気には近づけないように保管する。
4. 金属腐食性と揮発性があるため、耐腐食性容器に入れ、密栓して冷暗所に保管する。

【53】次の毒物又は劇物の毒性等として、最も適当なものはどれか。

☑ A. 水酸化ナトリウム
☑ B. ニトロベンゼン
☑ C. ニコチン
☑ D. メタノール

1. 蒸気の吸入により、チアノーゼ、頭痛、めまい、眠気が起こる。皮膚に触れると速やかに吸収され、吸入した場合と同様の中毒症状を起こす。
2. 腐食性が極めて強いので、皮膚に触れると激しく侵し、また高濃度溶液を経口摂取すると、口内、食道、胃などの粘膜を腐食して死亡する。
3. 猛烈な神経毒であり、慢性中毒では、咽頭、喉頭等のカタル、心臓障害、視力減弱、めまい、動脈硬化等をきたし、ときに精神異常を引き起こす。
4. 濃厚な蒸気を吸入すると、酩酊、頭痛、眼のかすみ等の症状を呈し、さらに高濃度のときは昏睡を起こし、失明することがある。

【54】 次の毒物又は劇物の廃棄方法として、最も適当なものはどれか。
☑ A. シアン化ナトリウム
☑ B. 硫酸
☑ C. ホルムアルデヒド
☑ D. 亜硝酸ナトリウム

1. 徐々に水酸化カルシウムの懸濁液の撹拌溶液に加えて中和させた後、多量の水で希釈して処理する。
2. 多量の水を加え希薄な水溶液とした後、次亜塩素酸ナトリウム水溶液を加え分解させて処理する。
3. 水溶液とし、撹拌下のスルファミン酸溶液に徐々に加えて分解させた後中和し、多量の水で希釈して処理する。
4. 水酸化ナトリウム水溶液を加えてアルカリ性（pH11以上）とし、次亜塩素酸ナトリウム水溶液を加えて酸化分解した後、硫酸を加えて中和し、多量の水で希釈して処理する。

【55】 次の劇物の鑑識法として、最も適当なものはどれか。
☑ A. フェノール
☑ B. 蓚酸
☑ C. ピクリン酸
☑ D. 一酸化鉛

1. 水溶液を酢酸で弱酸性にして酢酸カルシウムを加えると、結晶性の沈殿を生じる。
2. 水溶液に塩化鉄（Ⅲ）（別名：塩化第二鉄）を加えると、紫色を呈する。
3. 希硝酸に溶かすと、無色の液体となり、これに硫化水素を通すと、黒色の沈殿を生じる。
4. アルコール溶液は、白色の羊毛又は絹糸を鮮黄色に染める。

▶▶正解＆解説 ……………………………………………………………………………………

【1】2

〔解説〕取締法第1条（取締法の目的）。

> この法律は、毒物及び劇物について、（ア：保健衛生）上の見地から必要な（イ：取締）を行うことを目的とする。

【2】3

〔解説〕取締法第3条（毒物劇物の禁止規定）第3項。

> 毒物又は劇物の販売業の登録を受けた者でなければ、毒物又は劇物を販売し、（ア：授与）し、又は販売若しくは（ア：授与）の目的で（イ：貯蔵）し、運搬し、若しくは陳列してはならない。

【3】3

〔解説〕取締法第6条の2（特定毒物研究者の許可）第1項。特定毒物研究者の許可を受けようとする者は、その主たる研究所の所在地の「都道府県知事（指定都市の長）」に申請書を出さなければならない。
  1．取締法第3条の2（特定毒物の禁止規定）第3項。
  2．取締法第3条の2（特定毒物の禁止規定）第2項。
  4．取締法第3条の2（特定毒物の禁止規定）第11項。

【4】1

〔解説〕取締法第3条の3（シンナー乱用の禁止）、施行令第32条の2（興奮、幻覚又は麻酔の作用を有する物）。トルエンのほか、酢酸エチル又はメタノール又はトルエンを含有するシンナー等が定められている。

【5】4

〔解説〕取締法第3条の4（爆発性がある毒物劇物の所持禁止）。

> 引火性、発火性又は（ア：爆発性）のある毒物又は劇物であって政令で定めるものは、業務その他正当な理由による場合を除いては、（イ：所持）してはならない。

【6】3

〔解説〕取締法第4条（営業の登録）第3項。

> 製造業又は輸入業の登録は、5年ごとに、販売業の登録は、（ア：6年）ごとに、更新を受けなければ、その効力を失う。

施行規則第4条（登録の更新の申請）第2項。

> 法第4条第3項の毒物又は劇物の販売業の登録の更新は、登録の日から起算して（ア：6年）を経過した日の（イ：1月前まで）に、別記第5号様式による登録更新申請書に登録票を添えて提出することによって行うものとする。

令和5年度　愛知

【7】1

〔解説〕毒物劇物営業者は、自ら毒物劇物取扱責任者となることが「できる」。取締法第7条（毒物劇物取扱責任者）第1項。

2．取締法第7条（毒物劇物取扱責任者）第2項。

3．取締法第7条（毒物劇物取扱責任者）第3項。

4．取締法第8条（毒物劇物取扱責任者の資格）第2項第4号。

【8】2

〔解説〕取締法第9条（登録の変更）第1項。

1＆3～4．いずれも、30日以内にその製造所の所在地の都道府県知事にその旨を届け出なければならない。取締法第10条（届出）第1項第1～3号、施行規則第10条の2（営業者の届出事項）第1号。

【9】1

〔解説〕施行令第38条（危害防止の措置を講ずべき毒物劇物含有物）第1項第1～2号。

一　無機（ア：シアン）化合物たる毒物を含有する液体状の物（（ア：シアン）含有量が1Lにつき1mg以下のものを除く。）

二　塩化水素、硝酸若しくは硫酸又は水酸化カリウム若しくは水酸化ナトリウムを含有する液体状の物（水で10倍に希釈した場合の水素イオン濃度が水素指数（イ：2.0から12.0）までのものを除く。）

【10】4

〔解説〕取締法第11条（毒物又は劇物の取扱い）第4項。

毒物劇物営業者及び特定毒物研究者は、毒物又は厚生労働省令で定める劇物については、その容器として、（飲食物）の容器として通常使用される物を使用してはならない。

【11】3

〔解説〕毒物劇物営業者は、毒物又は劇物の容器及び被包に、「医薬用外」の文字及び、毒物については赤地に白色をもって「毒物」の文字、劇物については白地に赤色をもって「劇物」の文字を表示しなければならない。取締法第12条（毒物又は劇物の表示）第1項。

【12】3

〔解説〕取締法第12条（毒物又は劇物の表示）第2項第3号、施行規則第11条の5（解毒剤に関する表示）。有機燐化合物及びこれを含有する製剤たる毒物及び劇物の容器及び被包に表示しなければならない解毒剤は、2－ピリジルアルドキシムメチオダイド（PAM）の製剤及び硫酸アトロピンの製剤と定められている。

【13】2

〔解説〕ア.「すべての劇物」⇒「政令で定める毒物又は劇物」。取締法第13条（農業用の劇物）。

イ＆ウ. 硫酸タリウム又は燐化亜鉛を含有する製剤たる劇物については、あせにくい黒色で着色したものでなければ、農業用として販売、授与してはならない。取締法第13条（農業用の劇物）、施行令第39条（着色すべき農業用劇物）第1号。

【14】2

〔解説〕取締法第14条（毒物又は劇物の譲渡手続）第1項第1～3号。

一　毒物又は劇物の（ア：名称）及び数量
二　販売又は授与の年月日
三　譲受人の氏名、（イ：職業）及び住所（法人にあっては、その名称及び主たる事務所の所在地）

【15】3

〔解説〕ア. 毒物劇物営業者は、その交付を受ける者の氏名及び住所を「確認した後でなければ」、劇物たるピクリン酸を交付してはならない。取締法第15条（毒物又は劇物の交付の制限等）第2項、施行令第32条の3（発火性又は爆発性のある劇物）。

イ. 18歳未満の者に毒物又は劇物を交付してはならない。取締法第15条（毒物又は劇物の交付の制限等）第1項第1号。

ウ. 取締法第15条（毒物又は劇物の交付の制限等）第4項。

【16】4

〔解説〕「1人分」⇒「2人分以上」。施行令第40条の5（運搬方法）第2項第3号。

1. 施行令第40条の5（運搬方法）第2項第4号。

2. 施行令第40条の5（運搬方法）第2項第1号、施行規則第13条の4（交替して運転する者の同乗）第2号。

施行規則第13条の4第2号は、法改正により令和6年4月1日から、「運転者1名による運転時間が1日当たり9時間を超える場合」という記述から、「運転者1名による運転時間が2日（始業時刻から起算して48時間）を平均し1日当たり9時間を超える場合」という記述へ変更されるため、注意が必要。

---

3. 施行令第40条の5（運搬方法）第2項第2号、施行規則第13条の5（毒物又は劇物を運搬する車両に掲げる標識）。

【17】1

〔解説〕施行令第40条の9（毒物劇物営業者等による情報の提供）第1項。

毒物劇物営業者は、毒物又は劇物を販売し、又は授与するときは、その販売し、又は授与（ア：する時まで）に、譲受人に対し、当該毒物又は劇物の（イ：性状）及び取扱いに関する情報を提供しなければならない。

【18】 1

〔解説〕取締法第17条（事故の際の措置）第2項。

> 毒物劇物営業者及び特定毒物研究者は、その取扱いに係る毒物又は劇物が盗難にあい、又は紛失したときは、（ア：直ちに）、その旨を（イ：警察署）に届け出なければならない。

【19】 3

〔解説〕施行令第41条（業務上取扱者の届出）第3号。

> 三　最大積載量が（ア：5,000kg）以上の自動車若しくは被牽引自動車（（略））に固定された容器を用い、又は内容積が厚生労働省令で定める量以上の容器を大型自動車に積載して行う毒物又は劇物の運送の事業

施行規則第13条の13（施行令第41条第3号に規定する内容積）。

> 令第41条第3号に規定する厚生労働省令で定める量は、四アルキル鉛を含有する製剤を運搬する場合の容器にあっては200Lとし、それ以外の毒物又は劇物を運搬する場合の容器にあっては（イ：1,000L）とする。

【20】 4

〔解説〕取締法第22条（業務上取扱者の届出等）第4項の規定により、業務上取扱者には下記ア～ウの規定が適用される。

ア．取締法第12条（毒物又は劇物の表示）第3項準用。

イ．取締法第11条（毒物又は劇物の取扱い）第1項準用。

ウ．取締法第17条（事故の際の措置）第1項準用。

【21】 1

〔解説〕2．分留…2種類以上の混合物から沸点の差を利用して、蒸留（液体を沸騰させ、その蒸気を冷やして液体に分離する操作）により各成分に分離する操作。

3．再結晶…温度による溶解度の違いを利用して、固体の物質中の不純物を除く操作。

4．クロマトグラフィー…吸着剤等に対する成分の吸着力の差を利用して、混合物から特定の物質を分離する操作。

【22】 3

〔解説〕1．単体とは、ただ1種類の元素からなる純物質のことをいい、ヘリウムHeと水素H_2はともに単体である。化合物とは、2種類以上の元素からなる純物質をいう。

2．同素体とは、同じ元素からなる単体で、性質の異なる物質をいう。銀Agと水銀Hgは異なる元素の単体であるため、同素体ではない。

4．ナトリウムNaは炎色反応において「黄色」を示す。青緑色は、銅Cuの炎色反応である。

【23】 1

〔解説〕3．陽子と中性子の数の和を「質量数」といい、原子の質量とほぼ比例する。

【24】 2

〔解説〕ア．同位体は、質量は異なるが原子番号が同じであるため、その化学的性質は「非常に似ている」。

イ．質量数1の水素 $_1^1H$ と、質量数2の重水素 $_1^2H$ は、質量数が1と2で異なるが、原子番号が同じ（1）であるため、同位体である。

【25】 1

〔解説〕原子から最外殻の電子を1個取り去って、1価の陽イオンにするのに必要なエネルギーを（ア：イオン化エネルギー）といい、一般に（ア：イオン化エネルギー）が（イ：小さい）原子ほど陽イオンになりやすい。また、原子が1個の電子を受け取って、1価の陰イオンになるときに放出するエネルギーを（ウ：電子親和力）といい、一般に（ウ：電子親和力）が（エ：大きい）原子ほど陰イオンになりやすい。

【26】 4

〔解説〕窒素 N_2 は三重結合である。　$N \equiv N$

1＆2．水 H_2O、アンモニア NH_3…単結合。　$H-O-H$　$H-N-H$
　　　　　　　　　　　　　　　　　　　　　　　　　　　　　　$|$
　　　　　　　　　　　　　　　　　　　　　　　　　　　　　　H

3．二酸化炭素 CO_2…二重結合。　$O=C=O$

【27】 1

〔解説〕4個の価電子をもつ二酸化ケイ素 SiO_2 は、共有結合の結晶（非金属元素の原子間でできる共有結合からなる結晶）である。

2．ヨウ素 I_2…分子間力からなる分子結晶。

3．鉄 Fe…金属結合からなる金属結晶。

4．塩化ナトリウム NaCl…金属元素と非金属元素でできるイオン結合からなるイオン結晶。

【28】 2

〔解説〕アンモニア NH_3 の式量は、設問より $14+（1 \times 3）=17$。従って、アンモニア1 mol＝17g。質量は「式量（粒子の数）／アボガドロ定数」より求められるため、$17g／6.0 \times 10^{23}/mol＝約2.8 \times 10^{-23}$ g となる。

【29】4

〔解説〕左辺のC原子が4個、H原子が12個であるため、右辺の（イ）は「4」、（ウ）は「6」となる。すると、右辺のO原子が合計で14個となるため、左辺の（ア）は「7」となる。

$2C_2H_6 + （ア：7）O_2 \longrightarrow （イ：4）CO_2 + （ウ：6）H_2O$

	左辺		右辺	
	$2C_2H_6$	$7O_2$	$4CO_2$	$6H_2O$
C	4	-	4	-
H	12	-	-	12
O	-	14	8	6

【30】3

〔解説〕酢酸CH_3COOHの電離式：$CH_3COOH \rightleftharpoons H^+ + CH_3COO^-$より、酢酸は1価の弱酸である。

　　1．シュウ酸$(COOH)_2$の電離式：$(COOH)_2 \rightleftharpoons 2H^+ + (COO^-)_2$より、シュウ酸は2価の弱酸である。

　　2．二酸化炭素CO_2は水溶液にすると炭酸H_2CO_3となる。炭酸の電離式：$H_2CO_3 \longrightarrow 2H^+ + CO_3^{2-}$より、二酸化炭素は2価の弱酸である。

　　4．水酸化ナトリウム$NaOH$の電離式：$NaOH \longrightarrow Na^+ + OH^-$より、水酸化ナトリウムは1価の強塩基である。

【31】1

〔解説〕2．「塩基性」⇒「酸性」。メチルオレンジ（MO）は変色域が酸性側（pH3.1～4.4）にあり、pH3.1以下では赤色を、pH4.4以上では黄色を示す。

　　3．酸性の水溶液は、「青色リトマス紙を赤色」に変える。

　　4．「酸性」⇒「塩基性」。ブロモチモールブルー（BTB）は変色域が中性（pH6.0～7.6）にあり、pH6.0以下では黄色を、7.6以上では青色を示す。

【32】2

〔解説〕「還元剤」⇒「酸化剤」。過マンガン酸イオンMnO_4^-は、相手の物質から電子を受け取り（自身は還元）、相手の物質は電子を失う（相手は酸化）ため、酸化剤としてはたらく。

　　1．過マンガン酸イオンは濃い赤紫色で、マンガンイオンMn^{2+}は淡桃色（ほぼ無色）であるため、溶液も同様の変化をする。

　　3．左辺の過マンガン酸イオンMnO_4^-のマンガンMn原子の酸化数は、

　　　　［Mn酸化数］＋｛（－2）×4｝＝－1

　　　　　　　　　［Mn酸化数］＝＋7

　　　右辺のマンガンイオンMn^{2+}のマンガン原子の酸化数は、電荷より、

　　　［Mn酸化数］＝＋2

　　　従って、記述どおりマンガン原子の酸化数は減少している。

【33】1

〔解説〕イオン化傾向の異なる２種類の金属を電池の電極としたとき、イオン化傾向の
　　　　小さい金属は「正極」、イオン化傾向の大きい金属は「負極」となる。
　　　　イオン化傾向の小さい金属では、イオン化傾向の大きい金属から電子 e⁻ を受
　　　　け取る還元反応が起きている。還元反応が起こる電極を「正極」という。一方、
　　　　イオン化傾向の大きい金属は、電子 e⁻ を失う酸化反応が起きている。酸化反応
　　　　が起こる電極を「負極」という。
　　　 ３．二次電池（蓄電池）とは、充電によって繰り返し使うことができる電池をい
　　　　　う。
　　　 ４．負極活物質とは負極で酸化される物質のことであり、正極活物質とは正極
　　　　　で還元される物質のことをいう。

【34】3

〔解説〕不揮発性物質が溶けている溶液は、純粋な溶媒と比べて、沸点が（ア：高く）
　　　　なる（沸点上昇）。また、不揮発性物質が溶けている溶液は、純粋な溶媒と比べ
　　　　て、凝固点が（イ：低く）なる（凝固点降下）。
　　　　希薄溶液とは、溶媒（溶かしている液体）の量に対して、溶質（溶けている物
　　　　質）の量が極めて少なく、濃度が小さい溶液のことをいう。

【35】4

〔解説〕１．「ゲル」⇒「ゾル（コロイド溶液）」。ゲルとは、流動性を失って固化してい
　　　　　るコロイドをいう。
　　　 ２．「チンダル現象」⇒「ブラウン運動」。チンダル現象とは、コロイド溶液に
　　　　　側面から強い光を当てると、光が散乱され、光の通路が輝いて見える現象。
　　　 ３．「疎水コロイド」に少量の電解質を加えると、沈殿が生じる。この現象を凝
　　　　　析という。なお、親水コロイドに多量の電解質を加えると沈殿が生じる現象
　　　　　は塩析という。

【36】2

〔解説〕反応物が固体のときは、固体の表面積を「大きく」する。

【37】3

〔解説〕1.「ハロゲン」⇒「貴ガス」。

2.「周期表1族」⇒「周期表17族」。周期表1族の元素はアルカリ金属である。

4.「原子番号が大きい」⇒「原子番号が小さい」。酸化力が強い順に、フッ素F（原子番号9）＞ 塩素Cl（原子番号17）＞ 臭素Br（原子番号35）＞ ヨウ素I（原子番号53）＞ アスタチンAt（原子番号85）となる。

【38】4

〔解説〕ミョウバンは、硫酸カリウムアルミニウム十二水和物AlK(SO₄)₂・12H₂Oの別名である。

【39】2

〔解説〕ベンゼン環をもつ化合物を芳香族炭化水素という。

［ベンゼン環］

1.アセチレンC₂H₂…鎖式炭化水素（脂肪族炭化水素）で、三重結合を1個含む不飽和炭化水素のアルキンである。

3.シクロヘキセンC₆H₁₀…脂環式炭化水素で、二重結合を1個含む不飽和炭化水素のシクロアルケンである。

4.プロパンC₃H₈…鎖式炭化水素（脂肪族炭化水素）で、飽和炭化水素（全て単結合）のアルカンである。

【40】1

〔解説〕メタノールCH₃OHを酸化することにより得られる物質は、「ホルムアルデヒドHCHO」である。ホルムアルデヒドは最も簡単なアルデヒド「－CHO」である。

2.エタノールCH₃CH₂OH（第1級アルコール）を酸化すると、アセトアルデヒドCH₃CHO（アルデヒド）となり、アセトアルデヒドを酸化すると酢酸CH₃COOH（カルボン酸）になる。

3.アンモニア性硝酸銀水溶液にアセトアルデヒドのようなアルデヒドを加えて温めると、アンモニア性硝酸銀水溶液中に含まれる銀イオンAg⁺が還元され、容器の内壁に銀Agの単体が析出し鏡のようになる「銀鏡反応」が起こる。

4.水酸化ナトリウムNaOHなどで塩基性条件下にした水溶液に、ヨウ素I₂とアセトアルデヒドを加えて温めると、特有の臭気をもつヨードホルムCHI₃の黄色沈殿が生じる。この反応は「ヨードホルム反応」と呼ばれ、「CHCO3－」の構造をもつアセトンや、アセトアルデヒドなどの化合物で起こる。

【41】 1

〔解説〕質量パーセント濃度80％の硫酸水溶液300gに含まれる硫酸（溶質）は、0.8×300＝240gである。水500gと混合したときの質量パーセント濃度を x とすると、次の等式が成り立つ。

$$質量パーセント濃度（\%）＝\frac{溶質の質量（g）}{溶液の質量（g）}×100$$

$$x\%＝\frac{240g}{300＋500}×100$$

$$x＝30（\%）$$

【42】 3

〔解説〕求める1.0mol/Lのアンモニア水の量を x mLとすると、濃度1.5mol/Lのアンモニア水（400＋x）mL中に含まれるアンモニアの物質量（mol）は、次の等式であらわすことができる。

$$(2.5mol/L×\frac{400mL}{1000mL})＋(1.0mol/L×\frac{x\,mL}{1000mL})＝(1.5mol/L×\frac{(400＋x)mL}{1000mL})$$

両辺に1000をかける。

$$(2.5mol/L×400mL)＋（1.0mol/L×x\,mL）＝1.5mol/L×（400＋x）mL$$

$$1000＋x＝600＋1.5x$$

$$0.5x＝400$$

$$x＝800（mL）$$

【43】 3

〔解説〕中和反応式：$H_2SO_4 ＋ 2NH_3 \longrightarrow (NH_4)_2SO_4$

硫酸は２価の酸、アンモニア水は１価の塩基であり、求める量を x mLとすると、次の等式が成り立つ。

$$2×5.0mol/L×（60mL／1000mL）＝1×3.0mol/L×（x\,mL／1000mL）$$

両辺に1000をかける。　　$10mol/L×60mL＝3.0mol/L×x\,mL$

$$3.0x＝600$$

$$x＝200（mL）$$

【44】 1

〔解説〕アンモニア NH_3 は、「特有の刺激臭のある無色の気体」である。

【45】 4

〔解説〕硝酸 HNO_3 は、「金、白金その他白金族の金属を除く諸金属」を溶解する。

【46】2

〔解説〕シアン化ナトリウム NaCN などのシアン化合物の解毒剤として、チオ硫酸ナトリウムが用いられる。

　　1．硫酸アトロピンは、有機燐化合物やカーバメート系殺虫剤、ニコチンの解毒剤として用いられる。

　　3．ジメルカプロール（BAL）は、砒素や砒素化合物、水銀、無機銅塩類の解毒剤として用いられる。

　　4．2－ピリジルアルドキシムメチオダイド（PAM）は、有機燐化合物の解毒剤として用いられる。

※以下、物質名の後や文章中に記載されている［　］は、物質を見分ける際に特徴となるキーワードを表す。

【47】3

〔解説〕硅弗化ナトリウム Na2SiF6 は、「ホーローの釉薬や試薬」として用いられる。

　　1．過酸化水素 H2O2 ［漂白剤］

　　2．硝酸 HNO3 ［冶金］［爆薬の製造］

　　4．硫酸 H2SO4 ［石油の精製］

【48】1

〔解説〕ブロムメチル（臭化メチル）CH3Br は、［圧縮冷却して液化］した状態で［圧縮容器］に入れ、冷暗所に貯蔵する。選択肢は［酸類とは離す］［乾燥した冷所］から、シアン化カリウム KCN やシアン化ナトリウム NaCN が考えられる。

　　2．ナトリウム Na ［通常石油中に保管］［冷所で雨水等の漏れがない場所に保管］

　　3．黄燐 P4 ［水中に沈めて瓶に入れる］［砂を入れた缶中に固定］

　　4．臭素 Br2 ［濃塩酸、アンモニア水などと離す］

【49】2

〔解説〕塩素 Cl2 は「還元法」を用いて廃棄する。焙焼法は、金属化合物などに用いられる廃棄方法である。

　　1．水酸化カリウム KOH…中和法（水を加えて希薄な水溶液とし、酸で中和した後、多量の水で希釈して処理）。

　　3．アクリル酸 CH2＝CHCOOH…燃焼法（可燃性溶剤とともに焼却炉の火室へ噴霧し焼却）。

　　4．炭酸バリウム BaCO3…沈殿法（水に懸濁し、希硫酸を加えて加熱分解した後、消石灰（水酸化カルシウム）やソーダ灰（炭酸ナトリウム）等の水溶液を加えて中和し、沈殿ろ過して埋立処分）。

【50】 1

〔解説〕［消石灰等で中和］［多量の水を用いて洗い流す］から、アルカリで中和して処理する、塩酸HCl aqなどが考えられる。

2～4．トルエン$C_6H_5CH_3$は引火性が強く、時間の経過とともに多量の蒸気が発生する。

【51】 A…2　B…4　C…3　D…1

〔解説〕A．ジクワット$C_{12}H_{12}Br_2N_2$［淡黄色の吸湿性結晶］［除草剤］

B．ホスゲン$COCl_2$［無色、窒息性の気体］［水により徐々に分解］［二酸化炭素と塩化水素］

C．燐化亜鉛Zn_3P_2［暗赤色の光沢のある粉末］［希酸に気体（燐化水素（ホスフィン）PH_3）を出して溶解］［殺鼠剤］

D．クレゾール$C_6H_4(OH)CH_3$［オルト、メタ及びパラの3つの異性体］［フェノール様の臭い］

【52】 A…1　B…4　C…2　D…3

〔解説〕A．クロロホルム$CHCl_3$［少量のアルコールを加えて分解を防止］

B．クロルピクリン$CCl_3(NO_2)$［耐腐食性容器］

C．アクリルアミド$CH_2＝CHCONH_2$［容易に重合］

D．キシレン$C_6H_4(CH_3)_2$［爆発性混合ガス］

【53】 A…2　B…1　C…3　D…4

〔解説〕A．水酸化ナトリウム$NaOH$［腐食性が極めて強い］［皮膚に触れると激しく侵す］

B．ニトロベンゼン$C_6H_5NO_2$［皮膚に触れると速やかに吸収］

C．ニコチン$C_{10}H_{14}N_2$［猛烈な神経毒］

D．メタノールCH_3OH［高濃度のときは昏睡］［失明］

【54】 A…4　B…1　C…2　D…3

〔解説〕A．シアン化ナトリウム$NaCN$…酸化法［水酸化ナトリウム水溶液を加えてアルカリ性（pH11以上）］［酸化分解］

B．硫酸H_2SO_4…中和法［水酸化カルシウム］［中和］［多量の水で希釈］

C．ホルムアルデヒド$HCHO$…酸化法［多量の水を加え希薄な水溶液］［次亜塩素酸ナトリウム水溶液を加え分解］

D．亜硝酸ナトリウム$NaNO_2$…分解法［撹拌下のスルファミン酸溶液］

【55】 A…2　B…1　C…4　D…3

〔解説〕A．フェノールC_6H_5OH［塩化鉄（Ⅲ）（別名：塩化第二鉄）を加えると紫色］

B．蓚酸$(COOH)_2・2H_2O$［酢酸］［酢酸カルシウム］［結晶性の沈殿］

C．ピクリン酸$C_6H_2(OH)(NO_2)_3$［白色の羊毛又は絹糸を鮮黄色］

D．一酸化鉛PbO［硫化水素を通すと、黒色の沈殿］

一般受験者数・合格率《参考》	受験者数（人）	合格者数（人）	合格率（％）
	661	305	46.1

〔毒物及び劇物に関する法規〕

　※　設問中、特に規定しない限り、「法」は「毒物及び劇物取締法」、「政令」は「毒物及び劇物取締法施行令」、「省令」は「毒物及び劇物取締法施行規則」とする。

【1】次の記述は、毒物、劇物及び特定毒物の定義に関するものであるが、正誤の組合せとして、正しいものはどれか。

　ア．「毒物」とは、医薬品である毒薬を含むものをいう。

　イ．「劇物」とは、医薬部外品を含むものをいう。

　ウ．「特定毒物」には、医薬品又は医薬部外品のいずれも含まれない。

		ア	イ	ウ
☑	1.	正	正	誤
	2.	誤	正	誤
	3.	誤	誤	正
	4.	誤	誤	誤

【2】次の記述は、法第3条の3及び政令第32条の2の条文であるが、（　）にあてはまる語句として、正しいものはどれか。

〈法第3条の3〉

　（　）であって政令で定めるものは、みだりに摂取し、若しくは吸入し、又はこれらの目的で所持してはならない。

〈政令第32条の2〉

　法第3条の3に規定する政令で定める物は、トルエン並びに酢酸エチル、トルエン又はメタノールを含有するシンナー（塗料の粘度を減少させるために使用される有機溶剤をいう。）、接着剤、塗料及び閉そく用又はシーリング用の充てん料とする。

　☑　1．興奮、幻覚又は麻酔の作用を有する毒物又は劇物（これらを含有する物を含む。）

　　　2．引火性、発火性又は爆発性のある毒物又は劇物

　　　3．業務上必要ではあるが、催眠作用を有する毒物又は劇物

　　　4．ガス体又は揮発性の粘膜刺激作用を有する毒物又は劇物

【3】 次のうち、特定毒物に該当しないものはどれか。

☑ 1．四アルキル鉛
  2．シアン化ナトリウム
  3．ジエチルパラニトロフェニルチオホスフェイト
  4．モノフルオール酢酸アミド

【4】 次のうち、毒物又は劇物の営業の登録に関する記述として、正しいものはどれか。

☑ 1．毒物又は劇物の製造業の登録を受けようとする者は、その製造所の所在地の都道府県知事を経由して厚生労働大臣に申請書を出さなければならない。
  2．毒物又は劇物の輸入業の登録は、5年ごとに更新を受けなければ、その効力を失う。
  3．毒物又は劇物を直接に取り扱わない店舗にあっては、毒物又は劇物の販売業の登録を受けることなく、毒物又は劇物を販売することができる。
  4．毒物劇物営業者は、登録票の再交付を受けた後、失った登録票を発見したときは、これを直ちに破棄しなければならない。

【5】 次の記述は、毒物又は劇物の販売業の登録の種類と販売品目の制限に関するものであるが、正誤の組合せとして、正しいものはどれか。

ア．毒物劇物一般販売業の登録を受けた者は、すべての毒物又は劇物を販売することができる。
イ．毒物劇物農業用品目販売業の登録を受けた者は、農業上必要な毒物又は劇物であって省令で定めるもののみ販売することができる。
ウ．毒物劇物特定品目販売業の登録を受けた者は、法第2条第3項で規定される特定毒物のみ販売することができる。

	ア	イ	ウ
☑ 1.	正	正	正
2.	正	正	誤
3.	正	誤	正
4.	誤	正	正

【6】次のうち、法第4条第1項に基づき毒物劇物営業者の登録を行う場合の登録簿の記載事項として、法第6条又は省令第4条の5のいずれにおいても<u>定められていないもの</u>はどれか。

☑ 1. 登録番号及び登録年月日
2. 製造業又は輸入業の登録にあっては、製造し、又は輸入しようとする毒物又は劇物の品目
3. 販売業の登録にあっては、販売又は授与しようとする毒物又は劇物の数量
4. 毒物劇物取扱責任者の氏名及び住所

【7】次の記述は、法第7条第1項の条文の一部であるが、（　）にあてはまる語句の組合せとして、正しいものはどれか。

　毒物劇物営業者は、（ア）ごとに、専任の毒物劇物取扱責任者を置き、毒物又は劇物による（イ）の危害の防止に当たらせなければならない。

	ア	イ
☑ 1.	毒物劇物営業者	公衆衛生上
2.	毒物劇物営業者	保健衛生上
3.	毒物又は劇物を直接に取り扱う製造所、営業所又は店舗	公衆衛生上
4.	毒物又は劇物を直接に取り扱う製造所、営業所又は店舗	保健衛生上

【8】次のうち、毒物劇物取扱責任者となることができる者として、法第8条第1項に掲げられている者はどれか。

☑ 1. 医師
2. 薬剤師
3. 登録販売者
4. 甲種危険物取扱者

【9】次の記述は、毒物劇物営業者が行う手続きに関するものであるが、正誤の組み合わせとして、正しいものはどれか。

ア．毒物劇物販売業者は、専任の毒物劇物取扱責任者の週当たりの勤務時間数を変更したときは、変更後30日以内に届け出なければならない。

イ．毒物劇物製造業者は、登録を受けている製造所の名称を変更しようとするときは、あらかじめ、登録の変更を受けなければならない。

ウ．毒物劇物輸入業者は、登録を受けている営業所において登録を受けた毒物又は劇物以外の毒物又は劇物を新たに輸入しようとするときは、あらかじめ、登録の変更を受けなければならない。

```
       ア      イ      ウ
☑  1．正      正      正
   2．正      正      誤
   3．誤      誤      正
   4．誤      誤      誤
```

【10】次のうち、法第12条第2項及び省令第11条の6の規定により、毒物又は劇物の販売業者が、毒物又は劇物の直接の容器又は直接の被包を開いて、毒物又は劇物を販売するとき、その容器及び被包に表示しなければ、販売してはならないとされている事項として、定められていないものはどれか。

☑ 1．毒物又は劇物の名称
   2．毒物又は劇物の販売業者の住所（法人にあっては、その主たる事務所の所在地)
   3．直接の容器又は直接の被包を開いた年月日
   4．毒物劇物取扱責任者の氏名

【11】次の記述は、法第12条第3項の条文であるが、（　）にあてはまる語句として、正しいものはどれか。

　毒物劇物営業者及び特定毒物研究者は、毒物又は劇物を貯蔵し、又は陳列する場所に、「（　）」の文字及び毒物については「毒物」、劇物については「劇物」の文字を表示しなければならない。

☑ 1．医薬用外   2．医療用外
   3．危険物   4．工業用

令和4年度　愛知

133

【12】次の記述は、法第13条、政令第39条及び省令第12条の条文であるが、（　）にあてはまる語句の組合せとして、正しいものはどれか。

〈法第13条〉

毒物劇物営業者は、政令で定める毒物又は劇物については、厚生労働省令で定める方法により着色したものでなければ、これを（ア）として販売し、又は授与してはならない。

〈政令第39条〉

法第13条に規定する政令で定める劇物は、次のとおりとする。

一　硫酸タリウムを含有する製剤たる劇物

二　（イ）を含有する製剤たる劇物

〈省令第12条〉

法第13条に規定する厚生労働省令で定める方法は、あせにくい黒色で着色する方法とする。

	ア	イ
☑ 1.	農業用	沃化メチル
2.	農業用	燐化亜鉛
3.	学術研究用	沃化メチル
4.	学術研究用	燐化亜鉛

【13】次の記述は、法第14条第2項及び第4項に基づく毒物又は劇物の譲渡手続きに関するものであるが、（　）にあてはまる語句の組合せとして、正しいものはどれか。

毒物劇物営業者は、譲受人から法第14条第1項各号に掲げる事項を記載し、譲受人が（ア）した書面の提出を受けなければ、毒物又は劇物を毒物劇物営業者以外の者に販売し、又は授与してはならない。

また、毒物劇物営業者は、販売又は授与の日から（イ）、この書面を保存しなければならない。

	ア	イ
☑ 1.	署名	5年間
2.	署名	6年間
3.	押印	5年間
4.	押印	6年間

【14】 次のうち、法第15条第2項及び第3項の規定により、毒物劇物営業者が、政令で定める劇物の交付を受ける者の確認を行った際に、備えている帳簿に記載しなければならない事項として、省令第12条の3に定められていないものはどれか。

☑ 1．交付した劇物の名称
2．交付の年月日
3．譲受人と交付を受けた者の続柄又は関係に関する事項
4．交付を受けた者の氏名及び住所

【15】 次の記述は、政令第40条の条文の一部であるが、（　）にあてはまる語句の組合せとして、正しいものはどれか。

法第15条の2の規定により、毒物若しくは劇物又は法第11条第2項に規定する政令で定める物の廃棄の方法に関する技術上の基準を次のように定める。

一　中和、加水分解、酸化、還元、稀釈その他の方法により、毒物及び劇物並びに法第11条第2項に規定する政令で定める物のいずれにも該当しない物とすること。
二　ガス体又は揮発性の毒物又は劇物は、保健衛生上危害を生ずるおそれがない場所で、少量ずつ（ア）、又は揮発させること。
三　可燃性の毒物又は劇物は、保健衛生上危害を生ずるおそれがない場所で、少量ずつ（イ）させること。

	ア	イ
☑ 1．	凝縮、昇華	燃焼
2．	凝縮、昇華	水又は有機溶媒に溶解
3．	放出し	燃焼
4．	放出し	水又は有機溶媒に溶解

【16】 次のうち、48%水酸化ナトリウム水溶液をタンクローリー車で1回につき6,000kg運搬する場合にその車両の前後の見やすい箇所に掲げなければならない標識として、正しいものはどれか。

☑ 1．0.3m平方の板に地を赤色、文字を白色として「劇」と表示
2．0.3m平方の板に地を赤色、文字を白色として「毒」と表示
3．0.3m平方の板に地を黒色、文字を白色として「劇」と表示
4．0.3m平方の板に地を黒色、文字を白色として「毒」と表示

【17】 次の記述は、政令第40条の9第1項及び第2項の条文の一部であるが、
（　）にあてはまる語句として、正しいものはどれか。

〈政令第40条の9第1項〉

　毒物劇物営業者は、毒物又は劇物を販売し、又は授与するときは、その販売し、
又は授与（ア）に、譲受人に対し、当該毒物又は劇物の性状及び取扱いに関する
情報を提供しなければならない。

〈政令第40条の9第2項〉

　毒物劇物営業者は、前項の規定により提供した毒物又は劇物の性状及び取扱い
に関する情報の内容に変更を行う必要が生じたときは、（イ）に、当該譲受人に
対し、変更後の当該毒物又は劇物の性状及び取扱いに関する情報を提供するよう
努めなければならない。

	ア	イ
☑ 1.	する時まで	速やか
2.	する時まで	30日以内
3.	した日から30日以内	速やか
4.	した日から30日以内	30日以内

【18】 次の記述は、法第17条第1項の条文であるが、（　）にあてはまる語句の組
合せとして、正しいものはどれか。

　毒物劇物営業者及び特定毒物研究者は、その取扱いに係る毒物若しくは劇物又
は第11条第2項の政令で定める物が飛散し、漏れ、流れ出し、染み出し、又は地
下に染み込んだ場合において、不特定又は多数の者について保健衛生上の危害が
生ずるおそれがあるときは、（ア）に、その旨を（イ）、警察署又は消防機関に届
け出るとともに、保健衛生上の危害を防止するために必要な応急の措置を講じな
ければならない。

	ア	イ
☑ 1.	72時間以内	地方厚生局
2.	72時間以内	保健所
3.	直ち	地方厚生局
4.	直ち	保健所

【19】次のうち、法第22条第1項の規定により、業務上取扱者として都道府県知事（その事業場の所在地が、保健所を設置する市又は特別区の区域にある場合においては、市長又は区長。）に届け出なければならない事業場として、正しいものはいくつあるか。

ア．アセトニトリルを使用して、化学実験を行う大学

イ．シアン化ナトリウムを使用して、電気めっきを行う工場

ウ．ホルマリンを使用して、病理組織検査を行う病院

☑ 1．1つ　　　2．2つ
　 3．3つ　　　4．正しいものはない

【20】次のうち、毒物劇物販売業者の対応等を述べたものとして、正しいものはいくつあるか。

ア．父親の代理で劇物を受け取りに来店した16歳の高校生に対し、父親の運転免許証の写しで父親の氏名及び住所を確認した上で、劇物を交付した。

イ．劇物の貯蔵設備を店舗内の別の場所に変更する日の30日前に、設備の重要な部分の変更として都道府県知事（その店舗の所在地が、保健所を設置する市又は特別区の区域にある場合においては、市長又は区長。）に届け出た。

ウ．取り扱っている劇物の在庫の定期確認の際に、倉庫にある実物の数量が帳簿と合わず、当該劇物を紛失したことが判明したが、当該劇物が他の毒物又は劇物よりも毒性が低いことを考慮し、警察署に届け出なかった。

☑ 1．1つ　　　2．2つ
　 3．3つ　　　4．正しいものはない

〔基礎化学〕

※　設問中の物質の性状は、特に規定しない限り常温常圧におけるものとする。

【21】次のうち、どちらも混合物である組合せとして、正しいものはどれか。

☑ 1．牛乳 ………………… ショ糖
　 2．原油（石油）……… 食塩水
　 3．ダイヤモンド ……… 塩酸
　 4．オゾン ……………… 塩化カリウム水溶液

【22】次のうち、クロマトグラフィーの説明として、正しいものはどれか。

☐　1．物質を作る粒子の大きさの違いを利用し、ろ紙などで液体とその液体に溶けない固体との混合物を分離する。

　　2．目的の物質をよく溶かす溶媒を使い、溶媒に対する溶解度の差を利用して、混合物から目的の成分を分離する。

　　3．固体が液体の状態を経ずに直接気体になる現象（昇華）を利用して、固体の混合物から昇華しやすい物質を分離する。

　　4．ろ紙などの吸着剤に対する物質の吸着されやすさの違いを利用して、混合物を分離する。

【23】次のうち、$^{14}_{6}C$ と互いに同位体である原子はどれか。

☐　1．$^{12}_{6}C$　　　2．N　　　3．$^{16}_{8}O$　　　4．$^{40}_{20}Ca$

【24】次の記述は、原子の電子配置に関するものであるが、正誤の組合せとして正しいものはどれか。

　ア．原子核に最も近い電子殻はL殻である。

　イ．ホウ素（$_5B$）の最外殻電子の数は3個である。

　ウ．ネオン（$_{10}Ne$）の価電子の数は8個である。

	ア	イ	ウ
☐　1．	正	誤	誤
2．	誤	正	正
3．	正	誤	正
4．	誤	正	誤

【25】次のうち、イオン式（イオンの化学式）とその名称の組合せとして、誤っているものはどれか。［改］

☐　1．H^+ ………… 水素イオン　　　2．NH_4^+ ……… アンモニウムイオン

　　3．Cl^- ………… 塩化物イオン　　　4．SO_4^{2-} ……… 硫化物イオン

【26】次のうち、分子の形と極性に関する記述として、正しいものはどれか。

☐　1．水分子は、直線形の無極性分子である。

　　2．二酸化炭素分子は、折れ線形の無極性分子である。

　　3．アンモニア分子は、三角錐形の極性分子である。

　　4．メタン分子は、正四面体形の極性分子である。

令和4年度　愛知

【27】 次のうち、金属に関する記述として、<u>誤っているもの</u>はどれか。

1. 固体の金属原子の価電子は、特定の原子に留まらず、金属結晶中のすべての原子に共有されながら、結晶中を自由に移動することができる。
2. すべての金属の中で、最も熱伝導性が大きいのは銀である。
3. 金属をたたいて薄く広げることができる性質を弾性という。
4. 金属を引っ張って長く延ばすことができる性質を延性という。

【28】 次の記述の（ ）にあてはまる数値の組合せとして、正しいものはどれか。

0.50molの硝酸マグネシウム（$Mg(NO_3)_2$）の質量は（ア）gである。また、この中にマグネシウムイオン（Mg^{2+}）は（イ）個含まれる。

ただし、各原子の原子量は、窒素（N）＝14、酸素（O）＝16、マグネシウム（Mg）＝24とする。また、アボガドロ定数は$6.0×10^{23}$/molとする。

	ア	イ
1.	74	$3.0×10^{23}$
2.	74	$6.0×10^{23}$
3.	148	$3.0×10^{23}$
4.	148	$6.0×10^{23}$

【29】 次のうち、酸と塩基に関する記述として、<u>誤っているもの</u>はどれか。

1. 酸性の水溶液は、フェノールフタレイン溶液を赤色に変える。
2. 塩基性の水溶液は、赤色リトマス紙を青色に変える。
3. アレニウスの酸・塩基の定義の中では、塩基とは、「水に溶けると水酸化物イオン（OH^-）を生じる物質」であるとされている。
4. 電離度が大きい酸ほど、酸の性質を強く示す。

【30】 次のうち、正塩に分類される塩として、<u>誤っているもの</u>はどれか。

1. 硫酸ナトリウム（Na_2SO_4）   2. 炭酸水素ナトリウム（$NaHCO_3$）
3. 塩化アンモニウム（NH_4Cl）   4. 酢酸ナトリウム（CH_3COONa）

【31】 次のうち、酸化還元に関する記述として、<u>誤っているもの</u>はどれか。

1. 物質が水素を失ったとき、その物質は酸化されたという。
2. 物質が電子を受け取ったとき、その物質は還元されたという。
3. 原子の酸化数が減少することを酸化という。
4. 還元剤は相手の物質を還元し、自身は酸化される物質である。

【32】次のうち、金属をイオン化傾向の大きい順に並べたものとして、正しいものはどれか。

- [ ] 1．鉄（Fe）　　　　　＞ 金（Au）　　　＞ 銅（Cu）
- 2．水銀（Hg）　　　　＞ 亜鉛（Zn）　　＞ 鉛（Pb）
- 3．リチウム（Li）　　＞ スズ（Sn）　　＞ アルミニウム（Al）
- 4．カルシウム（Ca）＞ ニッケル（Ni）＞ 白金（Pt）

【33】次の記述の（　）にあてはまる語句として、正しいものはどれか。

「一定物質量の気体の体積は（　）」という法則をボイル・シャルルの法則という。

- [ ] 1．圧力と絶対温度の積に等しい。
- 2．圧力と絶対温度のそれぞれに比例する。
- 3．圧力と絶対温度のそれぞれに反比例する。
- 4．圧力に反比例し、絶対温度に比例する。

【34】次の記述の（　）にあてはまる数値として、正しいものはどれか。

標準状態で112Lのメタン（CH_4）を完全燃焼させるとき、（　）kJの熱量が発生する。ただし、標準状態での気体1molの体積を22.4Lとする。また、メタンを完全燃焼させたときの熱化学方程式は、次の式で表される。

CH_4（気）＋ 2O_2（気）＝ CO_2（気）＋ 2H_2O（液）＋ 891kJ

- [ ] 1．891　　　　　　2．4455
- 3．19958.4　　　　4．99792

【35】次の記述は、電気分解に関するものであるが、（　）にあてはまる語句の組合せとして、正しいものはどれか。

硫酸酸性の硫酸銅（Ⅱ）水溶液中で粗銅板を（ア）、純銅板を（イ）として低電圧をかけると、粗銅板から銅イオン（Cu^{2+}）が溶け出し、純銅板上には銅（Cu）が析出する。この操作を（ウ）という。

	ア	イ	ウ
[ ] 1．	陽極	陰極	電解精錬
2．	陰極	陽極	電解精錬
3．	陽極	陰極	溶融塩電解（融解塩電解）
4．	陰極	陽極	溶融塩電解（融解塩電解）

【36】 次の記述は、化学平衡に関するものであるが、以下の溶解平衡が成り立っ
ているとき、（　）にあてはまる語句の組合せとして、正しいものはどれか。

$$NaCl（固）\rightleftharpoons Na^+ + Cl^-$$

塩化ナトリウム（NaCl）の飽和水溶液が、塩化ナトリウムの結晶と共存して
いるとき、飽和水溶液に塩化水素（HCl）を通じると、上記の溶解平衡が（ア）
に動き、塩化ナトリウムの結晶が（イ）。

	ア	イ
☑ 1.	左向き	析出する
2.	左向き	溶け出す
3.	右向き	析出する
4.	右向き	溶け出す

【37】 次の記述の正誤の組合せとして正しいものはどれか。

ア．水素（H_2）は、水に溶けにくく、すべての気体の中で最も密度が小さい。

イ．臭素（Br_2）は、黒紫色の固体である。

ウ．赤リン（P）は、空気中で自然発火するため水中に保存される。

	ア	イ	ウ
☑ 1.	正	誤	誤
2.	誤	正	正
3.	正	誤	正
4.	誤	正	誤

【38】 次の記述の（　）にあてはまる語句として正しいものはどれか。

鎖式炭化水素のうち、不飽和炭化水素で三重結合を1つ含むものを（　）とい
う。

☑ 1. ベンゼン　　　2. アルキン
　　3. アルカン　　　4. アルケン

【39】 次のうち、第二級アルコールに分類されるものはどれか。

☑ 1. エタノール（CH_3CH_2OH）
　　2. エチレングリコール（1, 2－エタンジオール）（$CH_2(OH)CH_2(OH)$）
　　3. 2－ブタノール（$CH_3CH_2CH(OH)CH_3$）
　　4. 2－メチル－2－プロパノール（$(CH_3)_3COH$）

【40】次のうち、糖類に関する記述として、誤っているものはどれか。

☑ 1. 糖類は、分子内に多数のヒドロキシ基（－OH）をもつ。

2. グルコース（$C_6H_{12}O_6$）水溶液には還元性があり、銀鏡反応を示す。

3. マルトース（$C_{12}H_{22}O_{11}$）は、グルコース2分子が脱水縮合をし、両者がエステル結合により、結合した構造をもつ。

4. デンプン（$(C_6H_{10}O_5)n$）は、温水に溶けやすいアミロースと、溶けにくいアミロペクチンとで構成されている。

【41】50%の硫酸300gに20%の硫酸を加えて45%の硫酸を作った。このとき加えた20%の硫酸の量は、次のうちどれか。なお、本問中、濃度（%）は質量パーセント濃度である。

☑ 1. 60g 　　　 2. 75g

3. 120g 　　 4. 200g

【42】20mol/Lのアンモニア水800mLに、6mol/Lのアンモニア水200mLを加えた。このアンモニア水の濃度は、次のうちどれか。

☑ 1. 8.8mol/L 　　　 2. 13.2mol/L

3. 15.6mol/L 　　 4. 17.2mol/L

【43】2.0mol/Lのアンモニア水300mLを中和するのに必要な6.0mol/Lの硫酸の量は、次のうちどれか。

☑ 1. 25mL 　　　 2. 50mL

3. 100mL 　　 4. 200mL

〔実地（性質・貯蔵・取扱い方法等）〕

※ 設問中の物質の性状は、特に規定しない限り常温常圧におけるものとする。

【44】次のうち、シアン化水素についての記述として、誤っているものはどれか。

☑ 1. 焦げたアーモンド臭を帯びている。

2. 点火すると青紫色の炎をあげて燃焼する。

3. 極めて猛毒で、希薄な蒸気でも吸入すると呼吸中枢を刺激し、次いで麻痺させる。

4. 水溶液は極めて強いアルカリ性を示す。

【45】次のうち、ホスゲンについての記述として、<u>誤っているもの</u>はどれか。

☑ 1．水と徐々に反応して硫化水素ガスを発生する。
　　2．ベンゼン、トルエンに溶けやすい。
　　3．無色の窒息性の気体である。
　　4．吸入すると、鼻、のど、気管支等の粘膜を刺激し、炎症を起こす。

【46】次のうち、有機燐製剤、カルバメート系製剤のいずれにも有効な解毒剤として、最も適当なものはどれか。

☑ 1．ジメルカプロール（別名：BAL）
　　2．2－ピリジルアルドキシムメチオダイド（別名：PAM）
　　3．硫酸アトロピン
　　4．チオ硫酸ナトリウム

【47】次のうち、毒物又は劇物とその用途の組合せとして、最も適当なものはどれか。

☑ 1．酸化バリウム ………………………………………… 殺鼠剤
　　2．エタン－1, 2－ジアミン（別名：エチレンジアミン）……… キレート剤
　　3．セレン …………………………………………………… 土壌燻蒸剤
　　4．2－イソプロピル－4－メチルピリミジル－6－
　　　　ジエチルチオホスフェイト（別名：ダイアジノン）………… 除草剤

【48】次のうち、劇物とその貯蔵についての記述の組合せとして、<u>適当でないもの</u>はどれか。

☑ 1．沃素 …………………… 容器は気密容器を用い、通風の良い冷所に保管する。腐食されやすい金属、濃塩酸、アンモニア水などはなるべく引き離しておく。
　　2．ベタナフトール ……… 空気や光線に触れると赤変するので、遮光して保管する。
　　3．二硫化炭素 …………… 揮発性、引火性が極めて強いため、開封済みのものは水を加えて保管する。
　　4．ピクリン酸 …………… ガラスを溶かす性質があるので、鋼鉄製の容器に保管する。

【49】 次のうち、毒物及び劇物とその廃棄方法の組合せとして、適当でないもの
はどれか。

☑ 1. 臭素 ……………………… アルカリ法
　　 2. 三酸化二砒素 ……………… 沈殿隔離法
　　 3. 塩素酸ナトリウム ……… 酸化法
　　 4. 塩化亜鉛 ………………… 焙焼法

【50】 次のうち、ホルマリンの漏えい時又は出火時の措置として、正しいものは
いくつあるか。

　ア. 漏えいした場所での作業の際の保護具として有機ガス用防毒マスクは有効で
　　ある。

　イ. 貯蔵設備の周辺火災の場合、ホルマリンが高温で着火し、燃焼するのを防ぐ
　　ために周囲に散水して冷却する。

　ウ. ホルマリンに着火した場合の消火剤として水は無効である。

☑ 1. 1つ　　　 2. 2つ
　　 3. 3つ　　　 4. 正しいものはない

【51】 次の毒物又は劇物の性状等として、最も適当なものはどれか。

☑ A. 1,1'-ジメチル-4,4'-ジピリジニウムジクロリド（別名：パラコー
　　　ト）

☑ B. 水酸化リチウム

☑ C. 蓚酸

☑ D. アクリルニトリル

　 1. 無色又は白色の吸湿性結晶で、アルミニウム、スズ、亜鉛を腐食し、引火性
　　・爆発性ガスである水素を生成する。

　 2. 無臭又は微刺激臭のある無色透明の蒸発しやすい液体で、極めて引火しやす
　　く、火災、爆発の危険性が強い。

　 3. 無色の吸湿性結晶で、水に可溶であり、水溶液中では紫外線により分解され
　　る。除草剤として使用される。

　 4. 一般に流通しているのは二水和物であり、無色、柱状の結晶で乾燥空気中に
　　おいて風化する。

【52】 次の劇物の貯蔵方法等として、最も適当なものはどれか。

☑ A. カリウムナトリウム合金
☑ B. 硝酸銀
☑ C. 四塩化炭素
☑ D. メチルエチルケトン

1. 水、二酸化炭素等と激しく反応する液体であるので、保管に際しては、十分に乾燥した鋼製容器に収め、アルゴンガス（微量の酸素も除いておくこと）を封入し密栓する。
2. 亜鉛又はスズメッキをした鋼鉄製容器で保管し、高温に接しない場所に保管する。蒸気は空気より重く低所に滞留するので、換気の悪い場所には保管しない。
3. 揮発性が大きく引火しやすいため、密栓して冷所に保管する。アセトン様の臭いがある。
4. 光によって分解して黒くなるため、遮光容器に保管する。

【53】 次の毒物又は劇物の毒性等として、最も適当なものはどれか。

☑ A. 硫酸
☑ B. フェニレンジアミン
☑ C. 二硫化炭素
☑ D. 弗化水素酸

1. 神経毒であり、吸入すると、興奮状態を経て麻痺状態に入り、意識が朦朧とし、呼吸麻痺に至ることがある。中毒からの回復期に猛烈な頭痛を伴う。
2. 皮膚に触れると、激しい痛みを感じて、著しく腐食される。組織浸透性が高く、薄い溶液でも指先に触れると爪の間に浸透し、数日後に爪が剥離することがある。
3. 油様の液体で、皮膚に触れると激しいやけど（薬傷）を起こす。
4. 皮膚に触れると皮膚炎（かぶれ）、眼に作用すると角結膜炎、呼吸器に対し気管支喘息を引き起こす。これらの作用は、オルト体、メタ体及びパラ体の3つの異性体のうち、パラ体で最も強い。

【54】次の劇物の廃棄方法として、最も適当なものはどれか。

☑　A．クロルピクリン
☑　B．酢酸エチル
☑　C．重クロム酸カリウム
☑　D．硅弗化ナトリウム

1．少量の界面活性剤を加えた亜硫酸ナトリウムと炭酸ナトリウムの混合溶液中で、撹拌し分解させた後、多量の水で希釈して処理する。
2．希硫酸に溶かし、還元剤の水溶液を過剰に用いて還元した後、水酸化カルシウム、炭酸ナトリウム等の水溶液で処理し、沈殿濾過する。溶出試験を行い、溶出量が判定基準以下であることを確認して埋立処分する。
3．水に溶かし、水酸化カルシウム等の水溶液を加えて処理した後、希硫酸を加えて中和し、沈殿濾過して埋立処分する。
4．珪藻土等に吸収させて開放型の焼却炉で焼却する。

【55】次の毒物又は劇物の鑑識法として、最も適当なものはどれか。

☑　A．過酸化水素水
☑　B．メタノール
☑　C．塩化水銀（Ⅱ）
☑　D．ニコチン

1．エーテルに溶かし、ヨウ素のエーテル溶液を加えると、褐色の液状沈殿が生じ、これを放置すると赤色の針状結晶となる。
2．水で湿らせたヨウ化カリウムデンプン紙を青色に変色させる。
3．溶液に水酸化カルシウムを加えると赤い沈殿を生じる。
4．サリチル酸と濃硫酸とともに加熱すると、芳香のあるエステルを生じる。

▶▶正解＆解説 ……………………………………………………………………

【1】3

〔解説〕ア＆イ．毒物及び劇物は、取締法 別表第1、第2に掲げる物であって、医薬品
及び医薬部外品以外のものをいう。取締法第2条（定義）第1項、第2項。

ウ．取締法第2条（定義）第1項、第3項。

【2】1

〔解説〕取締法第3条の3（シンナー乱用の禁止）。

> （興奮、幻覚又は麻酔の作用を有する毒物又は劇物（これらを含有する物を含む。））
> であって政令で定めるものは、みだりに摂取し、若しくは吸入し、又はこれらの目的
> で所持してはならない。

【3】2

〔解説〕シアン化ナトリウムは毒物であるが、特定毒物には該当しない。取締法 別表第
1、第3。

【4】2

〔解説〕取締法第4条（営業の登録）第3項。

1．製造業の登録は、その製造所の所在地の都道府県知事に申請書を出さなけ
ればならない。取締法第4条（営業の登録）第2項。

3．毒物又は劇物を直接取り扱うかどうかにかかわらず、販売業の登録を受け
なければ毒物又は劇物を販売することはできない。取締法第3条（毒物劇物
の禁止規定）第3項。

4．「破棄」⇒「返納」。施行令第36条（登録票又は許可証の再交付）第3項。

【5】2

〔解説〕ア．取締法第4条の2（販売業の登録の種類）第1号、取締法第4条の3（販
売品目の制限）第1項、第2項。販売業は登録の種類により販売できる品目
が定められているが、一般販売業の登録を受けた者は販売品目の制限が定め
られていないため、全ての毒物劇物を販売できる。

イ．取締法第4条の3（販売品目の制限）第1項。

ウ．特定品目とは厚生労働省令（施行規則 別表第2）で定める毒物又は劇物の
ことをいい、特定毒物とは毒物であって取締法 別表第3に掲げるものをいう。
従って、特定品目販売業の登録を受けた者は、特定毒物を販売することはで
きない。取締法第2条（定義）第3項、取締法第4条の3（販売品目の制限）
第2項。

【6】3

〔解説〕販売業の登録において、数量は登録簿の記載事項に含まれていない。

1．施行規則第4条の5（登録簿の記載事項）第1号。

2．取締法第6条（登録事項）第2号。

4．取締法第6条（登録事項）第1号。

令和4年度　愛知

【7】4

〔解説〕取締法第7条（毒物劇物取扱責任者）第1項。

> 毒物劇物営業者は、（ア：毒物又は劇物を直接に取り扱う製造所、営業所又は店舗）ごとに、専任の毒物劇物取扱責任者を置き、毒物又は劇物による（イ：保健衛生上）の危害の防止に当たらせなければならない。

【8】2

〔解説〕取締法第8条（毒物劇物取扱責任者の資格）第1項第1～3号。毒物劇物取扱責任者になることができるのは、①薬剤師、②応用化学に関する学課を修了した者、③都道府県知事が行う毒物劇物取扱者試験に合格した者である。

【9】3

〔解説〕ア．勤務時間数を変更したときの届出は不要。

イ．「あらかじめ登録の変更を受けなければならない」⇒「変更後30日以内にその旨を届け出なければならない」。取締法第10条（届出）第1項第3号、施行規則第10条の2（営業者の届出事項）第2号。

ウ．取締法第9条（登録の変更）第1項。

【10】3

〔解説〕直接の容器又は直接の被包を開いた年月日は、表示事項に含まれていない。

1．取締法第12条（毒物又は劇物の表示）第2項第1号。

2．取締法第12条（毒物又は劇物の表示）第2項第4号、施行規則第11条の6（取扱及び使用上特に必要な表示事項）第1号。

4．取締法第12条（毒物又は劇物の表示）第2項第4号、施行規則第11条の6（取扱及び使用上特に必要な表示事項）第4号。

【11】1

〔解説〕取締法第12条（毒物又は劇物の表示）第3項。

> （略）、毒物又は劇物を貯蔵し、又は陳列する場所に、「（医薬用外）」の文字及び毒物については「毒物」、劇物については「劇物」の文字を表示しなければならない。

【12】2

〔解説〕取締法第13条（農業用の劇物）。

> （略）、厚生労働省令で定める方法により着色したものでなければ、これを（ア：農業用）として販売し、又は授与してはならない。

施行令第39条（着色すべき農業用劇物）第1～2号。

> 一　硫酸タリウムを含有する製剤たる劇物
> 二　（イ：燐化亜鉛）を含有する製剤たる劇物

【13】3

〔解説〕取締法第14条（毒物又は劇物の譲渡手続）第2項、第4項、施行規則第12条の
2（毒物又は劇物の譲渡手続に係る書面）。

> 毒物劇物営業者は、譲受人から法第14条第1項各号に掲げる事項を記載し、譲受人
> が（ア：押印）した書面の提出を受けなければ、毒物又は劇物を毒物劇物営業者以外
> の者に販売し、又は授与してはならない。
> また、毒物劇物営業者は、販売又は授与の日から（イ：5年間）、この書面を保存し
> なければならない。

【14】3

〔解説〕譲受人と交付を受けた者の続柄又は関係に関する事項は、帳簿に記載しなけれ
ばならない事項に含まれていない。
1～2＆4．取締法第15条（毒物又は劇物の交付の制限等）第2項、第3項、
施行規則第12条の3（確認に関する帳簿）第1～3号。

【15】3

〔解説〕施行令第40条（廃棄の方法）第1～3号。

> 一　（略）
> 二　ガス体又は揮発性の毒物又は劇物は、保健衛生上危害を生ずるおそれがない場所
> 　で、少量ずつ（ア：放出し）、又は揮発させること。
> 三　可燃性の毒物又は劇物は、保健衛生上危害を生ずるおそれがない場所で、少量ず
> 　つ（イ：燃焼）させること。

【16】4

〔解説〕施行令第40条の5（運搬方法）第2項第2号、施行規則第13条の5（毒物又は
劇物を運搬する車両に掲げる標識）。

【17】1

〔解説〕施行令第40条の9（毒物劇物営業者等による情報の提供）第1項、第2項。

> 毒物劇物営業者は、（略）、その販売し、又は授与（ア：する時まで）に、譲受人に
> 対し、当該毒物又は劇物の性状及び取扱いに関する情報を提供しなければならない。
> 毒物劇物営業者は、（略）情報の内容に変更を行う必要が生じたときは、（イ：速や
> か）に、当該譲受人に対し、変更後の当該毒物又は劇物の性状及び取扱いに関する情
> 報を提供するよう努めなければならない。

【18】4

〔解説〕取締法第17条（事故の際の措置）第1項。

> （略）、不特定又は多数の者について保健衛生上の危害が生ずるおそれがあるとき
> は、（ア：直ち）に、その旨を（イ：保健所）、警察署又は消防機関に届け出るとともに、
> 保健衛生上の危害を防止するために必要な応急の措置を講じなければならない。

【19】1

〔解説〕取締法第22条（業務上取扱者の届出等）第1項、施行令第41条、第42条（業務上取扱者の届出）各号。

　　　ア＆ウ．業務上取扱者の届出は必要ない。

　　　イ．無機シアン化合物たる毒物及びこれを含有する製剤を使用して電気めっきを行う事業は、業務上取扱者の届出が必要となる。

【20】4

〔解説〕ア．毒物劇物販売業者は、18歳未満の者に毒物又は劇物を交付してはならない。取締法第15条（毒物又は劇物の交付の制限等）第1項第1号。

　　　イ．「変更する日の30日前」⇒「変更後30日以内」。取締法第10条（届出）第1項第2号。

　　　ウ．毒物又は劇物を紛失したときは毒性の高低にかかわらず、直ちにその旨を警察署に届け出なければならない。取締法第17条（事故の際の措置）第2項。

【21】2

〔解説〕2種類以上の物質が混ざり合った物を混合物といい、原油（石油）と食塩水はいずれも混合物である。

　　　1．牛乳は混合物だが、ショ糖（スクロース$C_{12}H_{22}O_{11}$）は化合物（2種類以上の元素からなる純物質）である。

　　　3．ダイヤモンドは炭素Cからなる単体（ただ1種類の元素からなる純物質）、塩酸HClは塩化水素水溶液の混合物である。

　　　4．オゾンO_3は単体、塩化カリウム水溶液KCl aqは混合物である。

【22】4

〔解説〕1．記述の内容は「ろ過」。

　　　2．記述の内容は「抽出」。

　　　3．記述の内容は「昇華法」。

【23】1

〔解説〕$^{14}_{6}C$と$^{12}_{6}C$は、質量数が12と14で異なるが、原子番号が同じ（6）同位体（アイソトープ）である。

【24】4

〔解説〕ア．電子殻は内側からK殻、L殻、M殻、N殻…となっているため、原子核に最も近い電子殻はK殻である。

　　　イ．ホウ素$_5$Bは、K殻に2個、L殻に3個の電子が配置されているため、最外殻電子の数は3個である。

　　　ウ．最外殻電子が1～7個の場合、その電子を価電子という。ネオン$_{10}$Neは貴ガスであり、最外殻電子が8個であるため、価電子の数は0個である。

【25】 4

〔解説〕SO_4^{2-} は「硫酸イオン」。硫化物イオンは「S^{2-}」である。

【26】 3

〔解説〕アンモニア NH_3…極性分子（三角錐形）

　　　1．水 H_2O は、「折れ線形」の「極性分子」である。

　　　2．二酸化炭素 CO_2 は、「直線形」の無極性分子である。

　　　4．メタン CH_4 は、正四面体形の「無極性分子」である。

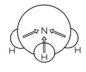 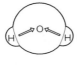 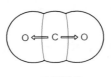 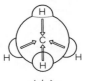

　　　アンモニア　　　　水　　　　二酸化炭素　　　　メタン

【27】 3

〔解説〕金属をたたいて薄く広げることができる性質を「展性」という。

【28】 1

〔解説〕ア．硝酸マグネシウム $Mg(NO_3)_2$ の式量は、$24 + \{(14 + 16 \times 3) \times 2\} = 24 + \{(14 + 48) \times 2\} = 24 + 124 = 148$ であるため、$1\,mol = 148g$ となる。従って、0.50molでは $0.50 \times 148g = 74g$ となる。

　　　イ．$Mg(NO_3)_2 \longrightarrow Mg^{2+} + 2NO_3^-$

　　　　以上より硝酸マグネシウム1molは、マグネシウムイオン Mg^{2+} が1mol、硝酸イオン NO_3^- が2molで構成されている。従って、硝酸マグネシウムが0.50molのとき、マグネシウムイオンも0.50molとなるため、質量はアボガドロ定数 $6.0 \times 10^{23}/mol \times 0.50mol = 3.0 \times 10^{23}$ 個となる。

【29】 1

〔解説〕「塩基性」の水溶液は、変色域が塩基（アルカリ）性側のフェノールフタレイン（PP）溶液を赤色に変える。

【30】 2

〔解説〕中和反応で水とともに生成する物質を塩という。塩は、その組成によって次のように分類される。

> 正塩………酸の H^+ も塩基の OH^- も残っていない塩
> 塩基性塩…塩基の OH^- が残っている塩
> 酸性塩……酸の H^+ が残っている塩

　　　炭酸水素ナトリウム $NaHCO_3$（Na^+、H^+、CO_3^{2-} に電離）…酸性塩。

　　　1＆3～4．硫酸ナトリウム Na_2SO_4（H_2SO_4 と $NaOH$ で構成）、塩化アンモニウム NH_4Cl（NH_4^+、Cl^- に電離）、酢酸ナトリウム CH_3COONa（CH_3COO^-、Na^+ に電離）はいずれも正塩である。

【31】 3

〔解説〕原子の酸化数が減少することを「還元」という。

【32】 4

〔解説〕金属の単体が水溶液中で電子を失い、陽イオンになろうとする性質のことをイオン化傾向という。イオン化傾向の大きな金属ほど、酸化されやすく反応性が大きい。設問の場合、イオン化傾向の大きい順に並べると、リチウム Li ＞ カルシウム Ca ＞ アルミニウム Al ＞ 亜鉛 Zn ＞ 鉄 Fe ＞ ニッケル Ni ＞ スズ Sn ＞ 鉛 Pb ＞ 銅 Cu ＞ 水銀 Hg ＞ 白金 Pt ＞ 金 Au となる。従って、選択肢 4 が正しい。

イオン化傾向が極めて大きく、常温でも水と激しく反応する［リチウム Li］［カルシウム Ca］と、イオン化傾向が極めて小さく、化学的に安定した［白金 Pt］［金 Au］は覚えておく必要がある。

【33】 4

〔解説〕「一定物質量の気体の体積は（圧力に反比例し、絶対温度に比例する。）」という法則を、ボイル・シャルルの法則という。

【34】 2

〔解説〕メタン CH_4 は 1 mol＝22.4L であるため、112L では 112L ／22.4L ＝ 5 mol となる。熱化学方程式より、メタン 1 mol のとき熱量が 891kJ 発生するため、メタン 5 mol のときは、891kJ × 5 mol ＝ 4455kJ の熱量が発生する。

> 日本化学会の提案や学習指導要領の改訂により、今後「熱化学方程式」ではなく「エンタルピー変化」を使用した問題が出題される可能性があるため、注意が必要。

【35】 1

〔解説〕硫酸酸性の硫酸銅（Ⅱ）水溶液中で粗銅板を（ア：陽極）、純銅板を（イ：陰極）として低電圧をかけると、粗銅板から銅イオン（Cu^{2+}）が溶け出し、純銅板上には銅（Cu）が析出する。この操作を（ウ：電解精錬）という。

電解精錬とは銅を得る操作をいう。また、溶融塩電解（融解塩電解）とは、ボーキサイト（アルミニウムの鉱石）から不純物を取り出して得られたアルミナ Al_2O_3 から、アルミニウムを得るために行う操作をいう。

【36】 1

〔解説〕$NaCl（固）\rightleftharpoons Na^+ + Cl^-$

塩化ナトリウム（NaCl）の飽和水溶液が、塩化ナトリウムの結晶と共存しているとき、飽和水溶液に塩化水素（HCl）を通じると、上記の溶解平衡が（ア：左向き）に動き、塩化ナトリウムの結晶が（イ：析出する）。

【37】1

〔解説〕イ．臭素Br_2は、「赤褐色の液体」である。

　　　　ウ．「黄リンP_4」は、空気中で自然発火するため水中に保存される。赤リンPは
　　　　　　自然発火しない、空気中でも安定した物質である。

【38】2

〔解説〕鎖式炭化水素のうち、不飽和炭化水素で三重結合を１つ含むものを（アルキン）
　　　　という。（例：アセチレン　$H-C≡C-H$）

　　　　１．ベンゼン…正六角形の環状化合物で、芳香族炭化水素と呼ばれる。

　　　　３．アルカン…不飽和炭化水素ですべて単結合のものをいう。

　　　　４．アルケン…不飽和炭化水素で二重結合を１つ含むものをいう。

【39】3

〔解説〕アルコールは、ヒドロキシ基「$-OH$」が結合している炭
　　　　素原子に他の炭素原子（炭化水素基）が何個結合している
　　　　かによって、第一級アルコール～第三級アルコールに分類
　　　　される。２－ブタノール$CH_3CH_2CH(OH)CH_3$は、炭化水
　　　　素基が２個結合している第二級アルコールである。

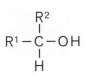

　　　　１＆２．エタノールCH_3CH_2OH、エチレングリコール$CH_2(OH)CH_2(OH)$…
　　　　第一級アルコール

　　　　４．２－メチル－２－プロパノール$(CH_3)_3COH$…第三級アルコール

【40】3

〔解説〕マルトース$C_{12}H_{22}O_{11}$は、グルコース２分子が脱水縮合をし、両者が「グリコ
　　　　シド結合」により、結合した構造をもつ。

【41】1

〔解説〕質量パーセント濃度50％の硫酸（溶液）300g中に含まれる硫酸（溶質）は、
　　　　$0.5×300g＝150g$である。また、加えるべき20％の硫酸をxgとし、これに含
　　　　まれる硫酸を$0.2×x$g$＝0.2x$gとすると、次の等式が成り立つ。

$$質量パーセント濃度（％）＝\frac{溶質の質量（g）}{溶液の質量（g）}×100$$

$$45\%＝\frac{150g＋0.2x\,g}{300g＋x\,g}×100$$

$$45×（300g＋x\,g）＝（150g＋0.2x\,g）×100$$

$$13500＋45x＝15000＋20x$$

$$25x＝1500$$

$$x＝60（g）$$

【42】 4

〔解説〕濃度20mol/Lの水溶液800mL中に含まれるアンモニアの物質量（mol）

$20mol/L × （800mL／1000mL）＝16mol$

濃度6mol/Lの水溶液200mL中に含まれるアンモニアの物質量（mol）

$6mol/L × （200mL／1000mL）＝1.2mol$

$$混合水溶液の濃度＝\frac{16mol＋1.2mol}{800mL＋200mL}＝\frac{17.2mol}{1000mL}＝\frac{17.2mol}{1L}$$

$$＝17.2（mol/L）$$

【43】 2

〔解説〕中和反応式：$2NH_3＋H_2SO_4 \longrightarrow （NH_4）_2SO_4$

アンモニア水は1価の塩基、硫酸は2価の酸であり、求める量を x mLとすると、次の等式が成り立つ。

$1×2.0mol×（300mL／1000mL）＝2×6.0mol×（x mL／1000mL）$

両辺に1000をかける。　$2.0mol×300mL＝12mol×x mL$

$$12x＝600$$

$$x＝50（mL）$$

【44】 4

〔解説〕シアン化水素HCNの水溶液は、極めて「弱い酸性」を示す。

【45】 1

〔解説〕ホスゲン$COCl_2$は、「水により徐々に分解」して、「二酸化炭素CO_2と塩化水素HCl」となる。

【46】 3

〔解説〕有機燐製剤、カルバメート（カーバメート）系製剤のいずれにも有効な解毒剤として、「硫酸アトロピン」が用いられる。

1．ジメルカプロール（BAL）は、砒素、砒素化合物、水銀の解毒剤として用いられる。

2．2－ピリジルアルドキシムメチオダイド（PAM）は、有機燐化合物の解毒剤として用いられる。

4．チオ硫酸ナトリウムは、砒素、砒素化合物、水銀、シアン化合物の解毒剤として用いられる。

※以下、物質名の後や文章中に記載されている〔　〕は、物質を見分ける際に特徴となるキーワードを表す。

【47】2

〔解説〕エチレンジアミン $(CH_2)_2(NH_2)_2$〔キレート剤〕

　　　　1．酸化バリウム BaO は、〔乾燥剤〕として用いられる。

　　　　3．セレン Se は、〔ガラスの脱色〕に用いられる。

　　　　4．ダイアジノン $C_{12}H_{21}N_2O_3PS$ は、〔有機燐系の殺虫剤〕として用いられる。

【48】4

〔解説〕ピクリン酸 $C_6H_2(OH)(NO_2)_3$ は、〔硫黄、ヨード、ガソリン、アルコール等と離して保管〕し、〔鉄、銅、鉛等の金属容器を使用しない〕。

　　　　1．沃素 I_2〔気密容器〕〔腐食されやすい金属、濃塩酸、アンモニア水などはなるべく引き離しておく〕

　　　　2．ベタナフトール $C_{10}H_7OH$〔空気や光線に触れると赤変〕〔遮光〕

　　　　3．二硫化炭素 CS_2〔揮発性、引火性が極めて強い〕〔水を加えて保管〕

【49】3

〔解説〕塩素酸ナトリウム $NaClO_3$ のような酸化剤は、「還元法」を用いて廃棄する。

　　　　1．臭素 Br_2…アルカリ法（アルカリ水溶液中に少量ずつ滴下し、多量の水で希釈して処理）。

　　　　2．三酸化二砒素 As_2O_3…沈殿隔離法（可溶性、酸性とした後に硫酸鉄（Ⅲ）の水溶液を加えて混合撹拌）。

　　　　4．塩化亜鉛 $ZnCl_2$…還元焙焼法（金属として回収する）。

【50】2

〔解説〕ア．保護具として、有機ガス用防毒マスクのほか、ゴム製の保護手袋と保護長靴、保護衣、保護眼鏡を用いる。

　　　　イ．ホルマリン $HCHO$ aq 自体に引火性はないが、高温で熱せられると含有アルコールが揮散し、これに着火して燃焼する可能性がある。

　　　　ウ．「無効」⇒「有効」。

【51】A…3　B…1　C…4　D…2

〔解説〕A．パラコート $C_{12}H_{14}Cl_2N_2$〔無色の吸湿性結晶〕〔水に可溶〕〔除草剤〕

　　　　B．水酸化リチウム $LiOH$〔無色又は白色の吸湿性結晶〕〔水素を生成〕

　　　　C．蓚酸 $(COOH)_2 \cdot 2H_2O$〔二水和物〕〔無色、柱状の結晶〕〔乾燥空気中において風化〕

　　　　D．アクリルニトリル $CH_2=CHCOOH$〔無臭又は微刺激臭〕〔蒸発しやすい液体〕〔極めて引火しやすい〕

【52】A…1　B…4　C…2　D…3

〔解説〕A．カリウムナトリウム合金 KNa［十分に乾燥した鋼製容器］［アルゴンガス］

　　　　B．硝酸銀 $AgNO_3$［光によって分解して黒くなる］［遮光容器］

　　　　C．四塩化炭素 CCl_4［亜鉛又はスズメッキをした鋼鉄製容器］［蒸気は空気より重く低所に滞留］

　　　　D．メチルエチルケトン $C_2H_5COCH_3$［揮発性が大きく引火しやすい］［密栓して冷所に保管］［アセトン様の臭い］

【53】A…3　B…4　C…1　D…2

〔解説〕A．硫酸 H_2SO_4［油様の液体］［皮膚に触れると激しいやけど（薬傷）］

　　　　B．フェニレンジアミン $C_6H_8N_2$［皮膚炎（かぶれ）］［角結膜炎］［気管支喘息］［作用は３つの異性体のうちパラ体で最も強い］

　　　　C．二硫化炭素 CS_2［神経毒］［中毒からの回復期に猛烈な頭痛］

　　　　D．弗化水素酸 HF aq［皮膚に触れると著しく腐食］［数日後に爪が剥離］

【54】A…1　B…4　C…2　D…3

〔解説〕A．クロルピクリン $CCl_3(NO_2)$…分解法［少量の界面活性剤］［混合溶液］クロルピクリンにのみ適用する。

　　　　B．酢酸エチル $CH_3COOC_2H_5$…燃焼法［珪藻土等に吸収］［開放型の焼却炉で焼却］

　　　　C．重クロム酸カリウム $K_2Cr_2O_7$…還元沈殿法［還元剤の水溶液を過剰に用いて還元］［沈殿濾過］［埋立処分］

　　　　D．硅弗化ナトリウム Na_2SiF_6…分解沈殿法［水酸化カルシウム等の水溶液］［希硫酸を加えて中和］［沈殿濾過］

【55】A…2　B…4　C…3　D…1

〔解説〕A．過酸化水素水 H_2O_2 aq［ヨウ化カリウムデンプン紙を青色］

　　　　B．メタノール CH_3OH［サリチル酸と濃硫酸と加熱］［芳香のあるエステル］

　　　　C．塩化水銀（Ⅱ）（塩化第二水銀）$HgCl_2$［水酸化カルシウムを加えると赤い沈殿］

　　　　D．ニコチン $C_{10}H_{14}N_2$［ヨウ素のエーテル溶液］［褐色の液状沈殿］［赤色の針状結晶］

6 令和5年度（2023年）　静岡県

一般受験者数・合格率《参考》	受験者数（人）	合格者数（人）	合格率（%）
	614	319	52.0

〔毒物及び劇物に関する法規〕

【1】毒物及び劇物取締法第2条に関する記述のうち、（　）内に入る語句の組み合わせとして、正しいものはどれか。

　　この法律で「毒物」とは、別表第1に掲げる物であって、（A）及び（B）以外のものをいう。

	A	B
☑ 1.	劇物	高圧ガス
2.	劇物	特定毒物
3.	医薬品	高圧ガス
4.	医薬品	医薬部外品

【2】毒物及び劇物取締法第3条の3に規定された興奮、幻覚又は麻酔の作用を有する毒物又は劇物（これらを含有する物を含む。）であって、政令で定めるものとして、正しいものはいくつあるか。［改］

A．トルエン

B．エタノール

C．酢酸エチル

D．メタノールを含有する接着剤

☑ 1．1つ　　　2．2つ
　 3．3つ　　　4．4つ

【3】毒物劇物営業者に関する記述のうち、誤っているものはどれか。

☑ 1．毒物又は劇物の製造業の登録は、3年ごとに更新を受けなければ、その効力を失う。

　 2．毒物又は劇物の販売業の登録は、店舗ごとに受けなければならない。

　 3．毒物又は劇物の輸入業の登録を受けた者でなければ、毒物又は劇物を販売又は授与の目的で輸入してはならない。

　 4．毒物劇物一般販売業の登録を受けた者は、特定毒物を販売することができる。

【4】毒物及び劇物取締法第5条に規定する登録基準に関する記述のうち、製造所の設備の基準として、<u>誤っているもの</u>はどれか。

☑　1．毒物又は劇物の製造作業を行う場所は、その外に毒物又は劇物が飛散し、漏れ、しみ出若しくは流れ出、又は地下にしみ込むおそれのない構造であること。

2．毒物又は劇物の製造作業を行う場所は、毒物又は劇物を含有する粉じん、蒸気又は廃水の処理に要する設備又は器具を備えていること。

3．毒物又は劇物を陳列する場所にかぎをかける設備があること。ただし、その場所が性質上かぎをかけることができないものであるときは、この限りではない。

4．毒物又は劇物を貯蔵する設備は、毒物又は劇物とその他の物とを区分して貯蔵できるものであること。

【5】毒物劇物取扱責任者に関する記述のうち、<u>誤っているもの</u>の組み合わせはどれか。

A．薬剤師は、毒物劇物取扱責任者となることができる。

B．16歳の者であっても、都道府県知事が行う毒物劇物取扱者試験に合格した者は、毒物劇物取扱責任者となることができる。

C．毒物劇物販売業者は、毒物劇物取扱責任者を変更したときは、50日以内に、その店舗の所在地の都道府県知事（その店舗の所在地が、保健所を設置する市又は特別区の区域にある場合においては、市長又は区長。）に、その毒物劇物取扱責任者の氏名を届け出なければならない。

D．毒物劇物営業者は、毒物又は劇物を直接に取り扱う店舗ごとに、専任の毒物劇物取扱責任者を置き、毒物又は劇物による保健衛生上の危害の防止に当たらせなければならない。

☑　1．A、B　　　2．B、C
　　3．C、D　　　4．A、D

【6】毒物劇物営業者がその容器及び被包に表示しなければ、毒物又は劇物を販売し、又は授与してはならないとされる事項として、正しいものはいくつあるか。

A．「医薬用外」の文字

B．毒物又は劇物の名称

C．毒物又は劇物の成分及びその含量

D．毒物又は劇物の製造業者又は輸入業者のその氏名及び住所（法人にあっては、その名称及び主たる事務所の所在地）

☑　1．1つ　　　2．2つ　　　3．3つ　　　4．4つ

【7】毒物及び劇物取締法第14条に関する記述のうち、（　）内に入る語句の組み合わせとして、正しいものはどれか。

毒物劇物営業者は、毒物又は劇物を他の毒物劇物営業者に販売し、又は授与したときは、その都度、次に掲げる事項を書面に記載しておかなければならない。

一　毒物又は劇物の（A）

二　販売又は授与の（B）

三　譲受人の氏名、（C）及び住所（法人にあっては、その名称及び主たる事務所の所在地）

	A	B	C
☑ 1.	名称及び数量	年月日	職業
2.	名称及び数量	目的	年齢
3.	成分及び含量	年月日	年齢
4.	成分及び含量	目的	職業

【8】車両を使用して水酸化カリウム25％を含有する製剤で液体状のものを5,000kg運搬する場合の運搬方法の基準に関する記述のうち、誤っているものはどれか。［改］

☑　1．1人の運転者による運転時間が、2日（始業時刻から起算して48時間をいう。）を平均し1日当たり9時間を超える場合、車両1台について運転者のほか、交替して運転する者を同乗させなければならない。

2．車両には、応急の措置を講ずるために必要な保護具で厚生労働省令で定めるものを2人分以上備えなければならない。

3．車両には、運搬する劇物の名称、成分及びその含量並びに事故の際に講じなければならない応急の措置の内容を記載した書面を備えなければならない。

4．車両には、0.5m平方の板に地を白色、文字を黒色として「毒」と表示し、車両の前後の見やすい箇所に掲げなければならない。

【9】 毒物及び劇物取締法第17条に規定する毒物又は劇物の事故の際の措置に関する記述のうち、（　）内に入る語句の組み合わせとして、正しいものはどれか。

　　毒物劇物営業者及び特定毒物研究者は、その取扱いに係る毒物又は劇物が飛散し、漏れ、流れ出し、染み出し、又は地下に染み込んだ場合において、不特定又は多数の者について（A）上の危害が生ずるおそれがあるときは、直ちに、その旨を（B）に届け出るとともに、（A）上の危害を防止するために必要な応急の措置を講じなければならない。

　　毒物劇物営業者及び特定毒物研究者は、その取扱いに係る毒物又は劇物が盗難にあい、又は紛失したときは、直ちに、その旨を（C）に届け出なければならない。

	A	B	C
☑ 1.	保健衛生	警察署又は消防機関	警察署又は消防署
2.	公衆衛生	警察署又は消防機関	警察署
3.	保健衛生	保健所、警察署又は消防機関	警察署
4.	公衆衛生	保健所、警察署又は消防機関	警察署又は消防署

【10】 毒物及び劇物取締法第22条第1項の規定により、その事業場の所在地の都道府県知事（その事業場の所在地が保健所を設置する市又は特別区の区域にある場合においては、市長又は区長。）に業務上取扱者の届出をしなければならない者として、誤っているものの組み合わせはどれか。

A. シアン化ナトリウムを使用して、電気めっきを行う事業者
B. 亜砒酸を使用して、ねずみの防除を行う事業者
C. 弗化水素を使用して、金属熱処理を行う事業者
D. 過酸化水素30％を含有する製剤を大型自動車に積載された内容積が1,000Lの容器を使用して、運送を行う事業者

☑ 1. A、B　　2. B、C
3. C、D　　4. A、D

〔基礎化学〕

【11】 ニトロベンゼンの分子量として、正しいものはどれか。ただし、原子量を、
H＝1、C＝12、N＝14、O＝16とする。

☑　1．93　　　　　2．106
　　3．108　　　　4．123

【12】 金属元素と炎色反応の組み合わせとして、誤っているものはいくつあるか。

　　　金属元素　　　炎色反応
A．Ba　………　深赤色
B．K　…………　赤紫色
C．Sr　………　青緑色
D．Na　………　黄色

☑　1．1つ　　　　2．2つ
　　3．3つ　　　　4．4つ

【13】 化学用語に関する記述のうち、誤っているものはどれか。

☑　1．「質量数」とは、原子の陽子の数と電子の数の和をいう。
　　2．「不動態」とは、金属表面に緻密な酸化皮膜が生じて、酸化が内部にまで
　　　　進行しない状態をいう。
　　3．「ファラデーの法則」とは、電気分解における電極で変化する物質の物質
　　　　量と流れた電気量が比例することをいう。
　　4．「共有結合」とは、2つの原子が互いの不対電子対を共有してできる結合
　　　　をいう。

【14】 2.0mol/Lの希硫酸40mLと0.5mol/Lの希硫酸60mLを混合した。混合後の
硫酸のモル濃度として、正しいものはどれか。ただし、小数点第2位以下は四捨
五入するものとし、溶液の混合による体積変化は無視できるものとする。

☑　1．0.1mol/L　　　2．1.1mol/L
　　3．2.2mol/L　　　4．2.5mol/L

【15】 20％の食塩水100gに45％の食塩水400gを加えてできる食塩水の濃度として、
正しいものはどれか。

☑　1．20％　　　　2．35％
　　3．40％　　　　4．65％

〔**実地（性質・貯蔵・取扱い方法等）**〕

【16】毒物に該当するものとして、正しいものはいくつあるか。

 A．水銀

 B．ニコチン

 C．アクロレイン

 D．クラーレ

☑ 1．1つ 2．2つ

  3．3つ 4．4つ

【17】四塩化炭素に関する記述のうち、<u>誤っているもの</u>はどれか。

☑ 1．麻酔性の芳香を有する黒色の固体である。

  2．水に難溶、アルコール、エーテル、クロロホルムに可溶である。

  3．溶液は揮発すると重い蒸気となり、火炎を包んで空気を遮断する。

  4．油脂類をよく溶解する。

【18】毒物又は劇物の貯蔵方法に関する記述のうち、<u>誤っているもの</u>はどれか。

☑ 1．ベタナフトールは、空気や光線に触れると赤変するため、遮光して保管する。

  2．黄燐は、空気に触れると発火しやすいため、水中に沈めて瓶に入れ、さらに砂を入れた缶中に固定して、冷暗所に保管する。

  3．ナトリウムは、空気中にそのまま保存することはできないため、通常石油中に保管する。

  4．アクリルニトリルは、空気と日光により変質するため、少量のアルコールを加えて分解を防止し、冷暗所に保管する。

【19】毒物又は劇物とその主な用途の組み合わせとして、正しいものはどれか。

   名称   主な用途

 A．硝酸タリウム   反応促進剤

 B．アジ化ナトリウム 試薬・医療検体の防腐剤

 C．重クロム酸カリウム 工業用の酸化剤

 D．メチルメルカプタン 金属の表面処理

☑ 1．A、B 2．B、C

  3．C、D 4．A、D

【20】毒物又は劇物の毒性に関する記述について、物質名として、正しいものはどれか。

　皮膚に触れると、激しい痛みを感じて、著しく腐食される。組織浸透性が高く、組織に深く浸透し生体内に拡散する。生成したイオンがカルシウムイオンやマグネシウムイオンと強い親和性を有するため、低カルシウム血症、低マグネシウム血症を招き、心室細動、心停止をきたす。

☑　1．硫酸　　　　　2．クロルエチル
　　3．弗化水素酸　　4．水酸化カリウム

【21】アンモニアの性状に関する記述のうち、正しいものの組み合わせはどれか。
　A．酸素中では、青色の炎をあげて燃焼する。
　B．エタノールに不溶である。
　C．圧縮することで、常温でも簡単に液化する。
　D．水溶液は、無色透明である。

☑　1．A、B　　　2．B、C
　　3．C、D　　　4．A、D

【22】硫酸の廃棄方法のうち、正しいものはどれか。

☑　1．中和法　　　　2．回収法
　　3．活性汚泥法　　4．酸化隔離法

【23】2.0mol/Lの水酸化バリウム水溶液500mLを25％の硝酸で中和するために必要な量として、正しいものはどれか。ただし、硝酸の分子量を63とする。

☑　1．63g　　　　2．126g
　　3．252g　　　4．504g

【24】毒物又は劇物の性状に関する記述のうち、誤っているものはどれか。

☑　1．エチレンオキシドは、刺激性の臭気を放って揮発する赤褐色の重い液体である。
　　2．セレンは、水に不溶で、硫酸、二硫化炭素に可溶である。
　　3．ホスゲンは、窒息性のある無色の気体である。
　　4．アクリルアミドは、エタノール、エーテル、クロロホルムに可溶である。

【25】蓚酸に関する記述のうち、正しいものの組み合わせはどれか。

A．結晶水を有する無色、稜柱状の結晶である。

B．乾燥空気中で潮解する。

C．水、アルコールに難溶で、エーテルに可溶である。

D．無水物は無色無臭の吸湿性物質で、空気中で水和物となる。

☑　1．A、B　　　　2．B、C
　　3．C、D　　　　4．A、D

【26】トルイジンに関する記述のうち、誤っているものはいくつあるか。

A．オルトトルイジン、メタトルイジン、パラトルイジンの3種の異性体がある。

B．特異臭を有する。

C．水に可溶で、アルコール、エーテルに不溶である。

D．液体である。

☑　1．1つ　　　2．2つ
　　3．3つ　　　4．4つ

【27】毒物又は劇物の性状等に関する記述について、物質名として正しいものはどれか。［改］

無色、ニンニク臭のある引火性の気体であり、点火すると白色煙を放って燃える。加熱したガラス管に通じると容易に分解する。

☑　1．ニトロベンゼン　　　2．ジメチルアミン
　　3．スルホナール　　　　4．水素化砒素

【28】ホルマリンの識別方法に関する記述について、（　）内に入る語句の組み合わせとして、正しいものはどれか。

（A）を加え、さらに（B）を加えると、徐々に金属が析出する。また、フェーリング溶液とともに熱すると、（C）の沈殿を生成する。

	A	B	C
☑ 1．	フェノール溶液	硫酸銅溶液	赤色
2．	フェノール溶液	硝酸銀溶液	白色
3．	アンモニア水	硝酸銀溶液	赤色
4．	アンモニア水	硫酸銅溶液	白色

【29】 毒物又は劇物の廃棄方法に関する記述のうち、誤っているものはどれか。

☑　1．酸化カドミウムは、多量の水で希釈した後、活性汚泥法を用いて処理する。

　　2．シアン化ナトリウムは、水酸化ナトリウム水溶液でアルカリ性とし、次亜塩素酸ナトリウム水溶液を加えて、酸化分解する。分解した後、硫酸を加えて中和し、多量の水で希釈する。

　　3．メタクリル酸は、おが屑に吸収させて焼却炉で焼却する。

　　4．塩素酸カリウムは、チオ硫酸ナトリウム水溶液に希硫酸を加えて酸性とした液に、少量ずつ投入する。反応終了後、反応液を中和し、多量の水で希釈する。

【30】 砒素化合物による中毒の解毒又は治療に用いられるものとして、正しいものを全て選びなさい。［改］

☑　1．硫酸アトロピン

　　2．ジメルカプロール（別名：BAL）

　　3．ペニシラミン

　　4．チオ硫酸ナトリウム

▶▶正解＆解説 ……………………………………………………………………………

【1】4

〔解説〕取締法第2条（定義）第1項。

> この法律で「毒物」とは、別表第1に掲げる物であって、（A：医薬品）及び（B：医薬部外品）以外のものをいう。

【2】2

〔解説〕取締法第3条の3（シンナー乱用の禁止）、施行令第32条の2（興奮、幻覚又は麻酔の作用を有する物）。トルエン、メタノールを含有するシンナー、接着剤等のほか、酢酸エチル又はトルエンを含有するシンナー等が定められている。

B．政令で定めるものに該当しない。

C．酢酸エチルを含有するシンナー等は政令で定められているが、原体は政令で定められていない。

【3】1

〔解説〕「3年ごと」⇒「5年ごと」。取締法第4条（営業の登録）第3項。

2．取締法第4条（営業の登録）第1項。

3．取締法第3条（毒物劇物の禁止規定）第2項。

4．取締法第4条の2（販売業の登録の種類）第1号、取締法第4条の3（販売品目の制限）第1項、第2項。販売業は登録の種類により販売できる品目が定められているが、一般販売業の登録を受けた者は販売品目の制限が定められていないため、全ての毒物劇物を販売できる。

【4】3

〔解説〕「陳列する場所」⇒「貯蔵する場所」。施行規則第4条の4（製造所等の設備）第1項第2号ニ、第3号。

1＆2．施行規則第4条の4（製造所等の設備）第1項第1号イ、ロ。

4．施行規則第4条の4（製造所等の設備）第1項第2号イ。

【5】2

〔解説〕A．取締法第8条（毒物劇物取扱責任者の資格）第1項第1号。

B．毒物劇物取扱者試験に合格した者であっても、18歳未満の者は毒物劇物取扱責任者となることができない。取締法第8条（毒物劇物取扱責任者の資格）第2項第1号。

C．「50日以内」⇒「30日以内」。取締法第7条（毒物劇物取扱責任者）第3項。

D．取締法第7条（毒物劇物取扱責任者）第1項。

【6】4

〔解説〕A．取締法第12条（毒物又は劇物の表示）第1項。

B＆C．取締法第12条（毒物又は劇物の表示）第2項第1〜2号。

D．取締法第12条（毒物又は劇物の表示）第2項第4号、施行規則第11条の6（取扱及び使用上特に必要な表示事項）第1号。

【7】1

〔解説〕取締法第14条（毒物又は劇物の譲渡手続）第1項第1～3号。

> 一　毒物又は劇物の（A：名称及び数量）
> 二　販売又は授与の（B：年月日）
> 三　譲受人の氏名、（C：職業）及び住所（法人にあっては、その名称及び主たる事務所の所在地）

【8】4

〔解説〕車両には、「0.3m」平方の板に「地を黒色、文字を白色」として「毒」と表示し、車両の前後の見やすい箇所に掲げなければならない。施行令第40条の5（運搬方法）第2項第2号、施行規則第13条の5（毒物又は劇物を運搬する車両に掲げる標識）。

　1．施行令第40条の5（運搬方法）第2項第1号、施行規則第13条の4（交替して運転する者の同乗）第2号。

> 施行規則第13条の4第2号は、法改正により令和6年4月1日から、「運転者1名による運転時間が1日当たり9時間を超える場合」という記述から、「運転者1名による運転時間が2日（始業時刻から起算して48時間）を平均し1日当たり9時間を超える場合」という記述へ変更されるため、注意が必要。

　2．施行令第40条の5（運搬方法）第2項第3号。

　3．施行令第40条の5（運搬方法）第2項第4号。

【9】3

〔解説〕取締法第17条（事故の際の措置）第1項、第2項。

> 　（略）不特定又は多数の者について（A：保健衛生）上の危害が生ずるおそれがあるときは、直ちに、その旨を（B：保健所、警察署又は消防機関）に届け出るとともに、（A：保健衛生）上の危害を防止するために必要な応急の措置を講じなければならない。
> 　毒物劇物営業者及び特定毒物研究者は、その取扱いに係る毒物又は劇物が盗難にあい、又は紛失したときは、直ちに、その旨を（C：警察署）に届け出なければならない。

【10】2

〔解説〕取締法第22条（業務上取扱者の届出等）第1項、施行令第41条、第42条（業務上取扱者の届出）各号。

　A&C．「無機シアン化合物たる毒物及びこれを含有する製剤」を使用して、電気めっき又は金属熱処理を行う場合は、業務上取扱者の届出が必要となる。

　B．砒素化合物たる毒物及びこれを含有する製剤を使用して「しろありの防除」を行う場合は、業務上取扱者の届出が必要となる。

　D．業務上取扱者の届出は必要ない。

【11】4

〔解説〕ニトロベンゼン$C_6H_5NO_2$の分子量は次のとおり。

$(12×6)+(1×5)+14+(16×2)=72+5+14+32=123$

【12】2

〔解説〕A．Ba（バリウム）…「黄緑色」。

B．K（カリウム）…赤紫色。

C．Sr（ストロンチウム）…「深赤色」。青緑色はCu（銅）の炎色反応である。

D．Na（ナトリウム）…黄色。

【13】1

〔解説〕「電子の数」⇒「中性子の数」。

2．不動態は、アルミニウムAl、鉄Fe、ニッケルNiに生じる。

3．ファラデーの（電気分解の）法則は、電気量（C）＝電流（A）×時間（s）で表わすことができる。

4．共有結合は、非金属元素の原子間の結合である。

【14】2

〔解説〕濃度2.0mol/Lの希硫酸40mL中に含まれる、硫酸の物質量（mol）

$2.0mol×(40mL/1000mL)=0.08mol$

濃度0.5mol/Lの希硫酸60mL中に含まれる、硫酸の物質量（mol）

$0.5mol×(60mL/1000mL)=0.03mol$

$$混合水溶液の濃度=\frac{0.08mol+0.03mol}{40mL+60mL}=\frac{0.11mol}{100mL}=\frac{0.11mol}{0.1L}$$

$$=1.1mol/L$$

【15】3

〔解説〕濃度20％の食塩水100g中に含まれる食塩（溶質）は、0.2×100g＝20g。同様に、濃度45％の食塩水400g中に含まれる食塩は、0.45×400g＝180g。これらを混合したときの質量パーセント濃度をxとすると、次の等式が成り立つ。

$$質量パーセント濃度（％）=\frac{溶質の質量（g）}{溶液の質量（g）}×100$$

$$x％=\frac{20g+180g}{100g+400g}×100$$

$$x=40（％）$$

【16】3

〔解説〕A～B＆D．水銀Hg、ニコチン$C_{10}H_{14}N_2$、クラーレ$C_{39}H_{46}N_2O_5$…毒物。

C．アクロレイン$CH_2=CHCHO$…劇物。

168

【17】 1

〔解説〕四塩化炭素 CCl_4 は、麻酔性の芳香を有する「無色の重い液体」である。

※以下、物質名の後や文章中に記載されている［ ］は、物質を見分ける際に特徴となるキーワードを表す。

【18】 4

〔解説〕アクリルニトリル $CH_2＝CHCN$ は、［できるだけ直接空気に触れることを避ける］ため、［窒素のような不活性ガスの雰囲気の中に貯蔵］する。

選択肢は［空気と日光により変質］［少量のアルコールを加えて分解を防止］から、クロロホルム $CHCl_3$ が考えられる。

1．ベタナフトール $C_{10}H_7OH$ ［空気や光線に触れると赤変］

2．黄燐 P_4 ［水中に沈めて瓶に入れる］［砂を入れた缶中に固定］

3．ナトリウム Na ［通常石油中に保管］

【19】 2

〔解説〕A．硝酸タリウム Tl_2SO_4 は、［殺鼠剤］として用いられる。

B．アジ化ナトリウム NaN_3 ［医療検体の防腐剤］

C．重クロム酸カリウム $K_2Cr_2O_7$ ［工業用の酸化剤］

D．メチルメルカプタン CH_3SH は、［付臭剤］などに用いられる。

【20】 3

〔解説〕弗化水素酸 $HF\ aq$ ［皮膚に触れると、激しい痛み］［著しく腐食］

1．硫酸 H_2SO_4 は、［皮膚に触れると、激しいやけど（薬傷）］を起こす。

2．クロルエチル C_2H_5Cl は、高濃度の蒸気を吸入すると［麻酔作用］が現れることがある。

4．水酸化カリウム KOH は、［皮膚に触れると激しく侵し］、［経口摂取で死亡する］。

【21】 3

〔解説〕A．炎色反応は金属元素特有の反応であるため、金属元素を含まないアンモニア NH_3 は炎色反応を示さない。

B．エタノールに「可溶」である。

【22】 1

〔解説〕硫酸 H_2SO_4 のような酸性のものは、アルカリで中和する「中和法」で廃棄する。

2．回収法は、金属や半金属の廃棄方法で、そのまま回収して再利用する。

3．活性汚泥法は、微生物の作用で有機物を分解させる廃棄方法。

4．酸化隔離法は、毒性の高い金属や半金属およびそれらの化合物の廃棄方法。

【23】4

〔解説〕中和反応式：$Ba(OH)_2 + 2HNO_3 \longrightarrow Ba(NO_3)_2 + 2H_2O$

水酸化バリウム水溶液$Ba(OH)_2$は2価の塩基であるため、1.0molの水酸化バリウム水溶液から2.0molの水酸化物イオンOH^-が得られる。

この2.0mol/Lの水酸化バリウム水溶液500mL（0.5L）に含まれるOH^-は、2.0mol/L × 2 × 0.5L ＝ 2.0molとなる。

硝酸HNO_3は1価の酸であるため、1.0molの硝酸から1.0molの水素イオンH^+が得られる。つまり水酸化バリウム水溶液に含まれる2.0molのOH^-を中和するためには、同じ2.0molのH^+が必要となるが、硝酸の濃度が25％であるため、100％（4倍）にする。

従って、必要な硝酸の量は、2.0mol × 63 × 4 ＝ 504（g）となる。

【24】1

〔解説〕エチレンオキシドC_2H_4Oは、［エーテル臭のある無色の液体もしくは気体（可燃性ガス）］である。

選択肢は［刺激性の臭気］［赤褐色の重い液体］から、臭素Br_2が考えられる。

2．セレンSe［水に不溶］［硫酸、二硫化炭素に可溶］

3．ホスゲン$COCl_2$［窒息性のある無色の気体］

4．アクリルアミド$CH_2 = CHCONH_2$［エタノール、エーテル、クロロホルムに可溶］

【25】4

〔解説〕蓚酸$(COOH)_2 \cdot 2H_2O$［無色、稜柱状の結晶］［吸湿性］［水和物］

B．乾燥空気中で「風解」する。

C．水、アルコールに「可溶」で、エーテルに「難溶」である。

【26】2

〔解説〕トルイジン$C_6H_4(NH_2)CH_3$［3種の異性体］［特異臭］

C．水に「難溶」で、アルコール、エーテルに「可溶」である。

D．オルト体、メタ体は無色の液体であるが、パラ体は白色の光沢ある「板状の結晶」である。

【27】4

〔解説〕水素化砒素AsH_3［無色］［ニンニク臭］［引火性のある気体］［加熱したガラス管に通じると容易に分解］

1．ニトロベンゼン$C_6H_5NO_2$は、［無色または淡黄色の油状の液体］で、［強い苦扁桃様の香気］をもつ。

2．ジメチルアミン$(CH_3)_2NH$は、［無色］の［魚臭（高濃度のものはアンモニア臭）のする気体］であり［引火しやすい］。

3．スルホナール$C_7H_{16}O_4S_2$は、［無色］の［稜柱状の結晶性粉末］である。

【28】3

〔解説〕ホルマリンHCHO aqは、（A：アンモニア水）を加え、さらに（B：硝酸銀溶液）を加えると、徐々に金属が析出する。また、フェーリング溶液とともに熱すると、（C：赤色）の沈殿（酸化銅（Ⅰ）Cu_2O）を生成する。

【29】1

〔解説〕酸化カドミウムCdOなどのカドミウム化合物は、「沈殿隔離法」で処理する。

　　　2．シアン化ナトリウムNaCN…酸化法［水酸化ナトリウム水溶液でアルカリ性］［次亜塩素酸ナトリウム水溶液］［酸化分解］

　　　3．メタクリル酸$CH_2＝C(CH_3)COOH$…燃焼法［おが屑に吸収させて焼却炉で焼却］

　　　4．塩素酸カリウム$KClO_3$…還元法［チオ硫酸ナトリウム水溶液］［希硫酸を加えて酸性］［反応液を中和］

【30】2、4

〔解説〕1．硫酸アトロピン…有機燐化合物、カーバメート系殺虫剤、ニコチンによる中毒の解毒又は治療に用いられる。

　　　3．ペニシラミン…鉛、水銀、銅などの重金属中毒の解毒又は治療に用いられる。

7 令和4年度（2022年）静岡県

一般受験者数・合格率《参考》	受験者数（人）	合格者数（人）	合格率（%）
	593	235	39.6

〔毒物及び劇物に関する法規〕

【1】次は、毒物及び劇物取締法第1条について述べたものであるが、（　）内に入る語句の組合せとして、正しいものはどれか。

この法律は、毒物及び劇物について、（ア）上の見地から必要な（イ）を行うことを目的とする。

　　　　　　ア　　　　　　イ
☑　1．公衆衛生　　　　規制
　　2．保健衛生　　　　規制
　　3．公衆衛生　　　　取締
　　4．保健衛生　　　　取締

【2】次のうち、特定毒物について述べたものとして、誤っているものはどれか。
☑　1．毒物劇物営業者、特定毒物研究者又は特定毒物使用者でなければ、特定毒物を所持してはならない。
　　2．毒物若しくは劇物の輸入業者又は特定毒物使用者でなければ、特定毒物を輸入してはならない。
　　3．特定毒物研究者は、特定毒物を学術研究以外の用途に供してはならない。
　　4．毒物劇物営業者又は特定毒物研究者は、特定毒物使用者に対し、その者が使用することができる特定毒物以外の特定毒物を譲り渡してはならない。

【3】次のAからDのうち、毒物及び劇物取締法第3条の4において、業務その他正当な理由による場合を除いては、所持してはならないと規定されている、発火性又は爆発性のある劇物として、正しいものはいくつあるか。
　　A．ヒドロキシルアミン
　　B．カリウム
　　C．ナトリウム
　　D．亜塩素酸ナトリウム25%を含有する製剤
☑　1．1つ　　　　2．2つ
　　3．3つ　　　　4．4つ

【4】 次のうち、毒物劇物営業者について述べたものとして、正しいものの組合せはどれか。

ア．18歳未満の者は、毒物劇物取扱責任者となることができない。

イ．乙種危険物取扱者は、毒物劇物取扱者試験に合格していなくても、毒物劇物取扱責任者となることができる。

ウ．毒物劇物営業者は、自ら毒物劇物取扱責任者として毒物又は劇物による保健衛生上の危害の防止に当たることはできない。

エ．農業用品目毒物劇物取扱者試験に合格した者は、毒物及び劇物取締法第4条の3第1項の厚生労働省令で定める毒物又は劇物のみを取り扱う輸入業の営業所において、毒物劇物取扱責任者となることができる。

☑ 1．ア、イ　　　2．イ、ウ　　　3．ウ、エ　　　4．ア、エ

【5】 次のAからDのうち、毒物又は劇物の製造業の登録を受けた者が30日以内に、その製造所の所在地の都道府県知事に届け出なければならない事由として、正しいものはいくつあるか。

A．毒物又は劇物を製造し、貯蔵し、又は運搬する設備の重要な部分を変更したとき。

B．登録を受けた毒物又は劇物以外の毒物又は劇物を製造したとき。

C．製造所の名称を変更したとき。

D．登録に係る毒物又は劇物の品目の製造を廃止したとき。

☑ 1．1つ　　　2．2つ　　　3．3つ　　　4．4つ

【6】 次は、毒物及び劇物取締法で定める毒物又は劇物の表示について述べたものであるが、（　）内に入る語句の組合せとして、正しいものはどれか。

　毒物劇物営業者及び特定毒物研究者は、劇物の容器及び被包に、「医薬用外」の文字及び（ア）地に（イ）色をもって「劇物」の文字を表示しなければならない。

　毒物劇物営業者は、（ウ）及びこれを含有する製剤たる毒物又は劇物の容器及び被包に、毒物又は劇物の名称並びにその成分及びその含量並びに厚生労働省令で定めるその解毒剤の名称を表示しなければ、それを販売し、又は授与してはならない。

	ア	イ	ウ
☑ 1．	白	赤	有機燐化合物
2．	白	赤	有機弗素化合物
3．	赤	白	有機弗素化合物
4．	赤	白	有機燐化合物

【7】次のAからDのうち、毒物及び劇物取締法第14条の規定により、毒物劇物営業者が毒物又は劇物を毒物劇物営業者以外の者に販売し、又は授与するときに、譲受人から提出を受ける書面に記載されていなければならない事項として、正しいものはいくつあるか。

A．譲受人の氏名
B．販売又は授与の年月日
C．譲受人の職業
D．毒物又は劇物の名称及び数量

☑　1．1つ　　　　2．2つ　　　　3．3つ　　　　4．4つ

【8】次のうち、毒物及び劇物取締法第15条に規定する毒物又は劇物の交付の制限等について述べたものとして、正しいものの組合せはどれか。

ア．毒物劇物営業者は、麻薬、大麻、あへん又は覚せい剤の中毒者に、毒物又は劇物を交付してはならない。
イ．毒物劇物営業者は、20歳未満の者に、毒物又は劇物を交付してはならない。
ウ．毒物劇物営業者は、引火性、発火性又は爆発性のある毒物又は劇物であって政令で定めるものの交付を受ける者の確認に関する事項を記載した帳簿を、最終の記載をした日から3年間、保存しなければならない。
エ．毒物劇物営業者は、厚生労働省令の定めるところにより、その交付を受ける者の氏名及び住所を確認した後でなければ、引火性、発火性又は爆発性のある毒物又は劇物であって政令で定めるものを交付してはならない。

☑　1．ア、イ　　　　2．イ、ウ　　　　3．ウ、エ　　　　4．ア、エ

【9】次は、毒物及び劇物取締法第17条に規定する毒物又は劇物の盗難又は紛失の際の措置について述べたものであるが、（　）内に入る語句の組合せとして、正しいものはどれか。

　毒物劇物営業者及び（ア）は、その取扱いに係る毒物又は劇物が盗難にあい、又は紛失したときは、（イ）、その旨を（ウ）に届け出なければならない。

	ア	イ	ウ
☑　1．	特定毒物使用者	直ちに	警察署又は保健所
2．	特定毒物使用者	7日以内に	警察署
3．	特定毒物研究者	直ちに	警察署
4．	特定毒物研究者	7日以内に	警察署又は保健所

【10】次のうち、毒物及び劇物取締法第22条第1項の規定により、その事業場の所在地の都道府県知事（その事業場の所在地が保健所を設置する市又は特別区の区域にある場合においては、市長又は区長。）に業務上取扱者の届出をしなければならない者として、正しいものはどれか。

☑ 1．内容積が1,000Lの容器を大型自動車に積載して、アクロレインを運送する事業者
　 2．内容積が100Lの容器を大型自動車に積載して、四アルキル鉛を含有する製剤を運送する事業者
　 3．発煙硫酸を使用して金属熱処理を行う事業者
　 4．モノフルオール酢酸アミドを含有する製剤を使用して、害虫の防除を行う事業者

〔基礎化学〕
【11】次のうち、化合物の名称とその化学式の組合せとして、誤っているものはどれか。

	名称	化学式
☑ 1．	トリクロル酢酸	CCl_3COOH
2．	ニトロベンゼン	$C_6H_5NO_2$
3．	フェノール	$C_6H_5CH_3$
4．	アクリル酸	$CH_2CHCOOH$

【12】次のうち、アセトニトリルの分子量として、正しいものはどれか。ただし、原子量を、$H=1$、$C=12$、$N=14$、$O=16$とする。

☑ 1．32　　2．41
　 3．46　　4．60

【13】次のうち、金属元素をイオン化傾向の大きい順に並べたものとして、正しいものはどれか。

　　　大　　　　　　　小
☑ 1．$Na > Sn > Al > Pt$
　 2．$Mg > Ca > Pb > Au$
　 3．$K\ \ > Fe > Cu > Pt$
　 4．$Li\ \ > Ca > Ag > Pb$

【14】 次のうち、0.05mol/Lのアンモニア水のpHとして、正しいものはどれか。ただし、アンモニア水の電離度は0.02、水溶液の温度は25℃とする。

☑　1．5　　　　2．7　　　　3．9　　　　4．11

【15】 35％の食塩水250gに水を加えたら、25％の食塩水ができた。次のうち、加えた水の量として、正しいものはどれか。

☑　1．50　　　　2．100g　　　　3．150g　　　　4．200g

〔実地（性質・貯蔵・取扱い方法等）〕

【16】 次のＡからＤのうち、特定毒物に該当するものはいくつあるか。

Ａ．シアン化水素
Ｂ．燐化アルミニウムとその分解促進剤とを含有する製剤
Ｃ．四アルキル鉛
Ｄ．無水クロム酸

☑　1．1つ　　　　2．2つ
　　3．3つ　　　　4．4つ

【17】 次のうち、塩化水素について述べたものとして、正しいものの組合せはどれか。

ア．常温、常圧下においては、無色の刺激臭を有する気体である。
イ．湿った空気中で、激しく発煙する。
ウ．メタノール、エタノール、エーテルには不溶である。
エ．塩化水素と硫酸とを合わせて10％を含有する製剤は、劇物である。

☑　1．ア、イ　　　　2．イ、ウ
　　3．ウ、エ　　　　4．ア、エ

【18】 次のうち、毒物又は劇物の貯蔵方法について述べたものとして、誤っているものはどれか。

☑　1．ブロムメチルは、常温では気体なので、圧縮冷却して液化し、圧縮容器に入れ、直射日光その他、温度上昇の原因を避けて、冷暗所に貯蔵する。
　　2．水酸化カリウムは、二酸化炭素と水を吸収するため、密栓して貯蔵する。
　　3．二硫化炭素は、反応性に富むため、安定剤を加え、空気を遮断して貯蔵する。
　　4．三酸化二砒素は、少量ならばガラス瓶に密栓し、大量ならば木樽に入れて貯蔵する。

【19】次のうち、毒物又は劇物とその主な用途の組合せとして、最も適当なものはどれか。

	名称	主な用途
☑ 1.	クレゾール	木材の防腐剤
2.	弗化水素酸	顔料
3.	硫化カドミウム	漂白剤
4.	過酸化水素水	ガラスのつや消し

【20】次のうち、硝酸の毒性について述べたものとして、最も適当なものはどれか。

☑ 1. 原形質毒であり、脳の節細胞を麻酔させ、赤血球を溶解する。吸収すると、はじめは嘔吐、瞳孔の縮小、運動性不安が現れ、脳及びその他の神経細胞を麻酔させる。筋肉の張力は失われ、反射機能は消失し、瞳孔は散大する。

2. 蒸気の吸入により頭痛、食欲不振などがみられる。大量の場合、緩和な大赤血球性貧血をきたす。

3. 嘔吐、めまい、胃腸障害、腹痛、下痢又は便秘などを起こし、運動失調、麻痺、腎臓炎、尿量減退、尿が赤色を呈するポルフィリン尿として現れる。

4. 蒸気は眼、呼吸器などの粘膜及び皮膚に強い刺激性を有する。高濃度のものが皮膚に触れると、気体を生成して、組織ははじめ白く、次第に深黄色となる。

【21】次のうち、アンモニアについて述べたものとして、誤っているものはどれか。

☑ 1. アンモニアガスは空気よりも軽い。

2. 湿ったリトマス紙を赤色にする。

3. 酸素の中では黄色の炎をあげて燃焼する。

4. 常温、常圧下では、特有の刺激臭のある無色の気体である。

【22】次は、硫酸の廃棄方法について述べたものであるが、（　）内に入る語句の組合せとして、正しいものはどれか。

　（ア）の攪拌溶液に徐々に加え中和させた後、多量の水で希釈する。中和により、（イ）が生成する。

	ア	イ
☑ 1.	生石灰	硫酸カルシウム
2.	消石灰	硫酸カルシウム
3.	消石灰	硫化カルシウム
4.	生石灰	硫化カルシウム

【23】 10％の水酸化ナトリウム水溶液800gを20％の硫酸で中和するために必要な硫酸の量として、正しいものはどれか。ただし、水酸化ナトリウムの分子量を40、硫酸の分子量を98とする。

☑　1．200g　　　　2．400g
　　3．490g　　　　4．980g

【24】 次のうち、毒物又は劇物の性状について述べたものとして、正しいものの組合せはどれか。

ア．ぎ酸は、無色の刺激臭の強い液体で、強い酸化性をもつ。

イ．硫酸亜鉛七水和物は、白色結晶で、水及びグリセリンに可溶である。

ウ．クロルピクリンは、純品は無色の油状体であり、催涙性と強い粘膜刺激臭を有する。

エ．アクリルニトリルは、無臭又は微刺激臭のある無色透明の液体で、引火点が低く、爆発の危険性は低い。

☑　1．ア、イ　　　　2．イ、ウ
　　3．ウ、エ　　　　4．ア、エ

【25】 次のAからDのうち、黄燐（りん）について述べたものとして、正しいものはいくつあるか。

A．白色又は淡黄色のロウ様半透明の結晶性固体である。

B．水に不溶で、ベンゼン、二硫化炭素に可溶である。

C．空気中では非常に還元されやすく、放置すると常温で発火して無水燐酸（りん）となる。

D．水酸化カリウムと熱すると、ホスフィンを発生する。

☑　1．1つ　　　　2．2つ
　　3．3つ　　　　4．4つ

【26】 次のうち、フェノールについて述べたものとして、誤っているものはどれか。

☑　1．無色の針状結晶あるいは白色の放射状結晶塊である。
　　2．特異の臭気を有し、空気中で赤変する。
　　3．水に可溶で、アルコール、エーテル、クロロホルムに易溶である。
　　4．容易に燃焼し、青色の炎をあげる。

【27】次は、ある物質の特徴について述べたものであるが、物質名として正しいものはどれか。

　　刺激性の臭気を放って揮発する赤褐色の重い液体である。引火性、燃焼性はないが、強い腐食作用を有し、濃塩酸と反応すると高熱を発し、また、乾草や繊維類のような有機物と接触すると、火を発する。

☑　1．臭素　　　　　　2．セレン化鉄
　　3．ホルマリン　　　4．メチルエチルケトン

【28】次のうち、スルホナールの識別方法について述べたものとして、最も適当なものはどれか。

☑　1．水酸化ナトリウム溶液を加えて加熱すると、クロロホルムの臭気を放つ。
　　2．ホルマリン1滴を加えた後、濃硝酸1滴を加えるとばら色を呈する。
　　3．硝酸銀溶液を加えると、白い沈殿を生じる。
　　4．木炭とともに加熱すると、メルカプタンの臭気を放つ。

【29】次のうち、硅弗化ナトリウムの廃棄方法について述べたものとして、最も適当なものはどれか。

☑　1．木粉に混ぜて、スクラバーを備えた焼却炉で焼却する。
　　2．水酸化ナトリウム水溶液でアルカリ性とし、高温加圧下で加水分解する。
　　3．水に溶かし、水酸化カルシウム水溶液を加えて処理した後、希硫酸を加えて中和し、沈殿ろ過して埋立処分する。
　　4．徐々に石灰乳の攪拌溶液に加え中和させた後、多量の水で希釈して処理する。

【30】次のうち、有機燐化合物による中毒の解毒に用いられるものとして、正しいものはどれか。

☑　1．2－ピリジルアルドキシムメチオダイド（別名：PAM）
　　2．アセトアミド
　　3．亜硝酸ナトリウム
　　4．カルシウム剤

▶▶正解＆解説 ……………………………………………………………………

【1】 4

〔解説〕取締法第1条（取締法の目的）。

> この法律は、毒物及び劇物について、（ア：保健衛生）上の見地から必要な（イ：取締）を行うことを目的とする。

【2】 2

〔解説〕「特定毒物使用者」⇒「特定毒物研究者」。取締法第3条の2（特定毒物の禁止規定）第2項。

1. 取締法第3条の2（特定毒物の禁止規定）第10項。
3. 取締法第3条の2（特定毒物の禁止規定）第4項。
4. 取締法第3条の2（特定毒物の禁止規定）第8項。

【3】 1

〔解説〕取締法第3条の4（爆発性がある毒物劇物の所持禁止）、施行令第32条の3（発火性又は爆発性のある劇物）。ナトリウムのほか、ピクリン酸、亜塩素酸ナトリウム及びこれを含有する製剤（亜塩素酸ナトリウム30％以上を含有するものに限る）、塩素酸塩類及びこれを含有する製剤（塩素酸塩類35％以上を含有するものに限る）が定められている。

A＆B. いずれもは規定されているものに該当しない。

D. 誤り。亜塩素酸ナトリウムを「30％」以上含有する製剤は該当するが、25％含有する製剤は該当しない。

【4】 4

〔解説〕ア. 取締法第8条（毒物劇物取扱責任者の資格）第2項第1号。

イ. 毒物劇物取扱責任者になることができるのは、①薬剤師、②応用化学に関する学課を修了した者、③都道府県知事が行う毒物劇物取扱者試験に合格した者である。乙種危険物取扱者であるというだけで毒物劇物取扱責任者になることはできない。取締法第8条（毒物劇物取扱責任者の資格）第1項第1～3号。

ウ. 毒物劇物営業者は、自ら毒物劇物取扱責任者として毒物又は劇物による保健衛生上の危害の防止に当たることが「できる」。取締法第7条（毒物劇物取扱責任者）第1項。

エ. 取締法第8条（毒物劇物取扱責任者の資格）第4項。

【5】 3

〔解説〕A. 取締法第10条（届出）第1項第2号。

B. 登録を受けた毒物又は劇物以外のものを製造しようとするときは、あらかじめ、登録の変更を受けなければならない。取締法第9条（登録の変更）第1項。

C＆D．取締法第10条（届出）第１項第３号、施行規則第10条の２（営業者の届出事項）第１～２号。

【6】1

〔解説〕取締法第12条（毒物又は劇物の表示）第１項、第２項第１～３号、施行規則第11条の５（解毒剤に関する表示）。

> 　毒物劇物営業者及び特定毒物研究者は、劇物の容器及び被包に、「医薬用外」の文字及び（ア：白）地に（イ：赤）色をもって「劇物」の文字を表示しなければならない。
> 　毒物劇物営業者は、（ウ：有機燐化合物）及びこれを含有する製剤たる毒物又は劇物の容器及び被包に、毒物又は劇物の名称並びに（略）その解毒剤の名称を表示しなければ、それを販売し、又は授与してはならない。

【7】4

〔解説〕取締法第14条（毒物又は劇物の譲渡手続）第１項第１～３号。

【8】4

〔解説〕ア．取締法第15条（毒物又は劇物の交付の制限等）第１項第３号。

イ．「20歳未満の者」⇒「18歳未満の者」。取締法第15条（毒物又は劇物の交付の制限等）第１項第１号。

ウ．「３年間」⇒「５年間」。取締法第15条（毒物又は劇物の交付の制限等）第４項。

エ．取締法第15条（毒物又は劇物の交付の制限等）第２項、取締法第３条の４（爆発性がある毒物劇物の所持禁止）。

【9】3

〔解説〕取締法第17条（事故の際の措置）第２項。

> 　毒物劇物営業者及び（ア：特定毒物研究者）は、その取扱いに係る毒物又は劇物が盗難にあい、又は紛失したときは、（イ：直ちに）、その旨を（ウ：警察署）に届け出なければならない。

【10】1

〔解説〕取締法第22条（業務上取扱者の届出等）第１項、施行令第41条、第42条（業務上取扱者の届出）各号、別表第２。

　２．内容積が「200L以上」の場合は、業務上取扱者の届出が必要となる。施行規則第13条の13（施行令第41条第３号に規定する内容積）。

　３．「無機シアン化合物たる毒物及びこれを含有する製剤」を使用して、金属熱処理を行う場合は、業務上取扱者の届出が必要となる。

　４．業務上取扱者の届出は必要ない。

【11】3

〔解説〕フェノール…C6H5OH。C6H5CH3はトルエンの化学式である。

【12】2

〔解説〕アセトニトリルCH_3CNの分子量は次のとおり。

$12+（1×3）+12+14 = 12+3+12+14 = 41$

【13】3

〔解説〕金属の単体が水溶液中で電子を失い、陽イオンになろうとする性質のことをイオン化傾向という。イオン化傾向の大きな金属ほど、酸化されやすく反応性が大きい。設問の場合、イオン化傾向の大きい順に並べると、Li（リチウム）＞K（カリウム）＞Ca（カルシウム）＞Na（ナトリウム）＞Mg（マグネシウム）＞Al（アルミニウム）＞Fe（鉄）＞Sn（スズ）＞Pb（鉛）＞Cu（銅）＞Ag（銀）＞Pt（白金）＞Au（金）となる。従って、選択肢3が正しい。

イオン化傾向が極めて大きく、常温でも水と激しく反応する［リチウムLi］［カリウムK］と、イオン化傾向が極めて小さく、化学的に安定した［白金Pt］［金Au］は覚えておく必要がある。

【14】4

〔解説〕アンモニア水NH_3 aqは1価の塩基である。電離度が0.02であるため、アンモニア水中の水酸化物イオン濃度［OH^-］は次のとおり。

$1×0.05mol/L×0.02 = 0.001 = 1.0×10^{-3}mol/L$

水のイオン積［H^+］［OH^-］$= 1.0×10^{-14}$ $(mol/L)^2$ より、

［H^+］$×1.0×10^{-3}mol/L = 1.0×10^{-14}$ $(mol/L)^2$

$$［H^+］= \frac{1.0×10^{-14} (mol/L)^2}{1.0×10^{-3}mol/L}$$

$$= 1.0×10^{-11}mol/L$$

乗数の数がpHの値をあらわすため、pH11となる。

【15】2

〔解説〕濃度35％の食塩水250g中に含まれる食塩（溶質）は、$0.35×250g=87.5g$である。加えるべき水の量をx gとすると、次の等式が成り立つ。

$$質量パーセント濃度（％）= \frac{溶質の質量（g）}{溶液の質量（g）}×100$$

$$25\% = \frac{87.5g}{250g + x g}×100$$

$$25×（250+x）= 87.5×100$$

$$25x = 8750-6250$$

$$x = 100（g）$$

【16】2

〔解説〕A．シアン化水素HCN…毒物。

B＆C．燐化アルミニウムとその分解促進剤とを含有する製剤、四アルキル鉛PbR4…特定毒物。

C．無水クロムCrO3…劇物。

※以下、物質名の後や文章中に記載されている［　］は、物質を見分ける際に特徴となるキーワードを表す。

【17】1

〔解説〕塩化水素HCl［無色の刺激臭を有する気体］［湿った空気中で激しく発煙］

ウ．メタノール、エタノール、エーテルには「易溶」である。

エ．塩化水素と硫酸とを合わせて10％を含有する製剤は、「劇物から除外」される。塩化水素と硫酸の除外上限濃度はいずれも10％である。

【18】3

〔解説〕二硫化炭素CS2は、［揮発性、引火性が極めて強い］ため［蒸留水を混ぜておく］。

選択肢は［反応性に富む］［安定剤］［空気を遮断して貯蔵］から、アクロレインCH2＝CHCHOが考えられる。

1．ブロムメチル（臭化メチル）CH3Br［圧縮冷却して液化］［圧縮容器］［冷暗所に貯蔵］

2．水酸化カリウムKOH［二酸化炭素と水を吸収］［密栓して貯蔵］

4．三酸化二砒素As2O3［少量ならばガラス瓶に密栓］［大量ならば木樽］

【19】1

〔解説〕クレゾールC6H4(OH)CH3［木材の防腐剤］

2．弗化水素酸HF aqは、［ガラスのつや消し］として用いられる。

3．硫化カドミウムCdSは、［顔料］として用いられる。

4．過酸化水素水H2O2 aqは、［漂白剤］として用いられる。

【20】4

〔解説〕硝酸HNO3［皮膚に触れると気体を生成］［組織ははじめ白く、次第に深黄色］

1．［原形質毒］［脳の節細胞を麻酔］［赤血球を溶解］から、クロロホルムCHCl3が考えられる。

2．［食欲不振］［緩和な大赤血球性貧血］から、トルエンC6H5CH3が考えられる。

3．［尿が赤色を呈するポルフィリン尿］から、スルホナールC7H16O4S2が考えられる。

【21】2

〔解説〕アンモニアNH_3は塩基性であるため、「赤いリトマス紙を青色」にする。

【22】2

〔解説〕硫酸H_2SO_4…中和法。

（ア：消石灰）の攪拌溶液に徐々に加え中和させた後、多量の水で希釈する。中和により、（イ：硫酸カルシウム）が生成する。

【23】3

〔解説〕中和反応式：$2NaOH + H_2SO_4 \longrightarrow Na_2SO_4 + 2H_2O$

反応式より、２molの水酸化ナトリウム水溶液（$40×2＝80g$）と、１molの硫酸H_2SO_4（98g）で過不足なく中和できることがわかる。

設問より、濃度10％の水酸化ナトリウム水溶液800g中に含まれる水酸化ナトリウム（溶質）は$0.1×800g＝80g$である。求める濃度20％の硫酸の量を$0.2x$gとすると、次の比例式で求められる。

$$80g : 98g = 80g : 0.2x\,g$$
$$16x = 7840$$
$$x = 490\,(g)$$

【24】2

〔解説〕ア．ぎ酸$HCOOH$は、無色の刺激臭の強い液体で、強い「還元性」をもつ。

イ．硫酸亜鉛$ZnSO_4・7H_2O$［七水和物］［白色結晶］

ウ．クロルピクリン$CCl_3(NO_2)$［純品は無色の油状体］［催涙性］［強い粘膜刺激臭］

エ．アクリルニトリル$CH_2＝CHCN$は、無臭又は微刺激臭のある無色透明の液体で、引火点は極めて低く（引火点０℃）、爆発の危険性が「高い」。

【25】3

〔解説〕黄燐P_4［ロウ様半透明の結晶性固体］［水に不溶］［ベンゼン、二硫化炭素に可溶］［ホスフィン］

Ｃ．空気中では非常に「酸化」されやすく、放置すると「50℃」で発火して無水燐酸となる。

【26】4

〔解説〕フェノールC_6H_5OH［無色の針状結晶］［白色の放射状結晶塊］［特異の臭気］［空気中で赤変］［水に可溶］

４．容易に「燃焼しない」が、蒸気に点火すると「白色」の炎をあげる。

【27】 1

〔解説〕臭素 Br2〔刺激性の臭気〕〔赤褐色の重い液体〕〔引火性、燃焼性はない〕〔強い腐食作用〕

　　　 2．セレン化鉄 FeSe は、〔黒色塊状〕で〔空気中高温で分解〕する。

　　　 3．ホルマリン HCHO aq は、〔無色透明の液体〕で〔刺激性の臭気〕と〔催涙性〕をもつ。

　　　 4．メチルエチルケトン C2H5COCH3 は、〔無色の液体〕で〔アセトン様の芳香〕と〔揮発性〕をもち、〔引火しやすい〕。

【28】 4

〔解説〕スルホナール C7H16O4S2〔木炭と加熱〕〔メルカプタンの臭気〕

　　　 1．〔水酸化ナトリウム溶液〕〔クロロホルムの臭気〕から、トリクロル酢酸 CCl3COOH が考えられる。

　　　 2．〔ホルマリン1滴〕〔濃硝酸1滴〕〔ばら色〕から、ニコチン C10H14N2 が考えられる。

　　　 3．〔硝酸銀溶液〕〔白い沈殿〕から、塩化亜鉛 ZnCl2 などが考えられる。

【29】 3

〔解説〕硅弗化ナトリウム Na2SiF6…分解沈殿法〔水酸化カルシウム水溶液を加えて処理〕〔希硫酸を加えて中和〕〔沈殿ろ過して埋立処分〕

　　　 1．〔木粉に混ぜる〕〔スクラバーを備えた焼却炉で焼却〕から燃焼法であり、燐化亜鉛 Zn3P2 などが考えられる。

　　　 2．〔水酸化ナトリウム水溶液でアルカリ性〕〔高温加圧下で加水分解〕からアルカリ法であり、シアン化カリウム KCN や、シアン化ナトリウム NaCN などが考えられる。

　　　 4．〔石灰乳の攪拌溶液〕〔中和〕〔多量の水で希釈して処理〕から中和法であり、塩化水素 HCl や、硫酸 H2SO4 などが考えられる。

【30】 1

〔解説〕有機燐化合物による中毒の解毒は、PAM のほか、硫酸アトロピンを用いる。

　　　 2．アセトアミド…有機弗素化合物の解毒に用いる。

　　　 3．亜硝酸ナトリウム…シアン化合物の解毒に用いる。

　　　 4．カルシウム剤…蓚酸塩類、硫酸タリウムの解毒に用いる。

一般受験者数・合格率《参考》	受験者数（人）	合格者数（人）	合格率（%）
	264	121	45.8

〔毒物及び劇物に関する法規〕

【1】次の文は、毒物及び劇物取締法の条文の一部である。条文中の（　）の中に入る語句として正しいものを選びなさい。

第2条

　この法律で「毒物」とは、別表第1に掲げる物であって、（A）以外のものをいう。

第3条の4

　（B）のある毒物又は劇物であって政令で定めるものは、業務その他正当な理由による場合を除いては、所持してはならない。

第17条

　毒物劇物営業者及び特定毒物研究者は、その取扱いに係る毒物若しくは劇物又は第11条第2項の政令で定める物が飛散し、漏れ、流れ出し、染み出し、又は地下に染み込んだ場合において、不特定又は多数の者について保健衛生上の危害が生ずるおそれがあるときは、（C）、その旨を（D）に届け出るとともに、保健衛生上の危害を防止するために必要な応急の措置を講じなければならない。

- ☑ A 1．医薬品　　　　　　　　　　　2．化粧品
  　　　3．医薬品及び医薬部外品　　　　4．化粧品及び医薬部外品
- ☑ B 1．興奮、幻覚又は幻聴の作用　　2．引火性、発火性又は爆発性
  　　　3．可燃性、発火性又は揮発性　　4．興奮、幻覚又は麻酔の作用
- ☑ C 1．直ちに　　　　　　　　　　　2．10日以内に
  　　　3．15日以内に　　　　　　　　4．30日以内に
- ☑ D 1．保健所、警察署又は消防機関　2．保健所又は消防機関
  　　　3．警察署　　　　　　　　　　4．消防機関

【2】次の文は、毒物及び劇物取締法の条文の一部である。条文中の（　）の中に入る語句として正しいものを選びなさい。

第12条

3　毒物劇物営業者及び特定毒物研究者は、毒物又は劇物（A）に、「医薬用外」の文字及び毒物については「毒物」、劇物については「劇物」の文字を表示しなければならない。

第14条

　毒物劇物営業者は、毒物又は劇物を他の毒物劇物営業者に販売し、又は授与したときは、その都度、次に掲げる事項を書面に記載しておかなければならない。

　一　毒物又は劇物の名称及び（B）

　二　販売又は授与の年月日

　三　譲受人の氏名、（C）及び住所（法人にあっては、その名称及び主たる事務所の所在地）

2　（略）

3　（略）

4　毒物劇物営業者は、販売又は授与の日から（D）、第1項及び第2項の書面並びに前項前段に規定する方法が行われる場合に当該方法において作られる電磁的記録（電子的方式、磁気的方式その他人の知覚によっては認識することができない方式で作られる記録であって電子計算機による情報処理の用に供されるものとして厚生労働省令で定めるものをいう。）を保存しなければならない。

☑　A　1．の容器　　　　　　　　　　2．の容器及び被包
　　　　3．を貯蔵する場所　　　　　　4．を貯蔵し、又は陳列する場所
☑　B　1．成分　　　　2．数量
　　　　3．含量　　　　4．厚生労働省令で定めるその解毒剤
☑　C　1．年齢　　　2．目的　　　3．職業　　　4．生年月日
☑　D　1．1年間　　　2．2年間　　　3．3年間　　　4．5年間

【3】毒物及び劇物取締法第13条において、毒物劇物営業者は、政令で定める毒物又は劇物については、厚生労働省令で定める方法により着色したものでなければ、これを農業用として販売し、又は授与してはならないとされているが、その着色方法として正しいものを選びなさい。

☑　1．あせにくい赤色で着色　　　2．あせにくい青色で着色
　　3．あせにくい黄色で着色　　　4．あせにくい黒色で着色

【4】毒物及び劇物取締法第12条第２項の規定に基づき、毒物劇物営業者がその容器及び被包に、厚生労働省令で定める解毒剤の名称を表示しなければ販売又は授与してはならない毒物及び劇物として、正しいものを選びなさい。

☑ 　1．無機シアン化合物及びこれを含有する製剤たる毒物及び劇物
　　 2．有機燐化合物及びこれを含有する製剤たる毒物及び劇物
　　 3．砒素化合物及びこれを含有する製剤たる毒物及び劇物
　　 4．有機シアン化合物及びこれを含有する製剤たる毒物及び劇物

【5】次の文は、毒物又は劇物の業務上取扱者の届出に関する記述である。（　）の中に入る語句として正しいものを選びなさい。

　　毒物及び劇物取締法第22条において、（Ａ）を行う事業者は、当該毒物を業務上取り扱うこととなった日から（Ｂ）以内に、その事業場の所在地の都道府県知事（その事業場の所在地が保健所を設置する市又は特別区の区域にある場合においては、市長又は区長）に業務上取扱者の届出をしなければならないと規定されている。

☑ 　Ａ　1．セレン化合物たる毒物を使用して、電気めっき
　　　　 2．無機シアン化合物たる毒物を使用して、金属熱処理
　　　　 3．砒素化合物たる毒物を使用して、野ねずみの駆除
　　　　 4．水銀化合物たる毒物を使用して、しろありの防除
　　　Ｂ　1．10日　　　　2．15日
　　　　 3．30日　　　　4．50日

【6】次の記述のうち、毒物及び劇物取締法第７条及び第10条の規定に基づく毒物劇物営業者の届出として、正しいものの組合せを選びなさい。

　Ａ．毒物劇物取扱責任者を変更したときは、30日以内に届け出なければならない。
　Ｂ．製造所、営業所又は店舗の名称を変更したときは、30日以内に届け出なければならない。
　Ｃ．毒物又は劇物を製造し、貯蔵し、又は運搬する設備の重要な部分を変更するときは、あらかじめ届け出なければならない。

☑ 　1．Ａ、Ｂ　　　2．Ａ、Ｃ
　　 3．Ｂ、Ｃ　　　4．Ａ、Ｂ、Ｃ

【7】次の文は、毒物劇物取扱責任者及び毒物又は劇物の交付の制限に関する記述である。（　）の中に入る語句の正しい組合せを選びなさい。

・毒物及び劇物取締法第8条において、（A）未満の者は、毒物劇物取扱責任者となることができないと規定されている。

・毒物及び劇物取締法第15条において、毒物劇物営業者は、毒物又は劇物を（B）未満の者に交付してはならないと規定されている。

	A	B
☑ 1.	18歳	18歳
2.	18歳	20歳
3.	20歳	18歳
4.	20歳	20歳

【8】次のうち、毒物及び劇物取締法第12条第2項の規定に基づき、毒物又は劇物を販売する際に毒物劇物営業者が、毒物又は劇物の容器及び被包に表示しなければならない事項はどれか。正しいものの組合せを選びなさい。

A. 毒物又は劇物の廃棄方法

B. 毒物又は劇物の使用期限

C. 毒物又は劇物の名称

D. 毒物又は劇物の成分及びその含量

☑ 1. A、B　　　2. A、C
　　3. B、D　　　4. C、D

【9】次の文は、毒物及び劇物取締法施行令第40条の5第2項の規定に基づき、車両（道路交通法（昭和35年法律第105号）第2条第8号に規定する車両をいう。）を使用して、クロルピクリンを、1回につき6,000kg運搬する場合の運搬方法に関する記述である。記述の正誤について、正しい組合せを選びなさい。

A. 0.3m平方の板に地を白色、文字を赤色として「劇」と表示した標識を、車両の前後の見やすい箇所に掲げなければならない。

B. 車両には、運搬する劇物の名称、成分及びその含量並びに事故の際に講じなければならない応急の措置の内容を記載した書面を備えなければならない。

	A	B
☑ 1.	正	正
2.	誤	正
3.	正	誤
4.	誤	誤

【10】次の文は、毒物及び劇物取締法の条文の一部である。条文中の（ ）の中に入る語句として正しいものを選びなさい。

第3条

3　毒物又は劇物の販売業の登録を受けた者でなければ、毒物又は劇物を販売し、授与し、又は販売若しくは授与の目的で（A）し、運搬し、若しくは陳列してはならない。（以下、略）

第11条

4　毒物劇物営業者及び特定毒物研究者は、毒物又は厚生労働省令で定める劇物については、その容器として、（B）の容器として通常使用される物を使用してはならない。

第21条

　毒物劇物営業者、特定毒物研究者又は特定毒物使用者は、その営業の登録若しくは特定毒物研究者の許可が効力を失い、又は特定毒物使用者でなくなったときは、（C）、毒物劇物営業者にあってはその製造所、営業所又は店舗の所在地の都道府県知事（販売業にあってはその店舗の所在地が、保健所を設置する市又は特別区の区域にある場合においては、市長又は区長）に、特定毒物研究者にあってはその主たる研究所の所在地の都道府県知事（その主たる研究所の所在地が指定都市の区域にある場合においては、指定都市の長）に、特定毒物使用者にあっては都道府県知事に、それぞれ現に所有する特定毒物の品名及び（D）を届け出なければならない。

☑　A　1．小分け　　　2．所持　　　　3．貯蔵　　　4．加工
☑　B　1．危険物　　　2．医薬品　　　3．飲食物　　4．化粧品
☑　C　1．直ちに　　　2．15日以内に
　　　　3．30日以内に　4．50日以内に
☑　D　1．使用期限　　2．譲受年月日　3．廃棄方法　4．数量

〔基礎化学〕

【11】貴ガス元素はどれか。
☑　1．Cl　　　2．Ar　　　3．N　　　4．Br

【12】極性分子はどれか。
☑　1．硫化水素　　　2．二酸化炭素
　　　3．四塩化炭素　　4．塩素

【13】イオン化傾向が最も大きい金属はどれか。

☐　1．Cu　　　　2．Fe　　　　3．Na　　　　4．Al

【14】「反応熱は、反応の経路によらず、反応の最初の状態と最後の状態で決まる。」という法則を（　）という。
（　）内にあてはまる最も適当なものはどれか。

☐　1．ヘスの法則　　　　　　　　2．アボガドロの法則
　　3．ボイル・シャルルの法則　　　4．気体反応の法則

【15】標準状態で44.8Lのエチレン（C_2H_4）を完全燃焼させたときに生成する二酸化炭素は何gか。ただし、原子量は、H＝1、C＝12、O＝16とし、標準状態での1molの気体の体積は22.4Lとする。

☐　1．28g　　　　2．44g　　　　3．88g　　　　4．176g

【16】コロイド溶液に関する記述について、（　）に入る語句の正しい組み合わせはどれか。
　・コロイド溶液に横から強い光を当てると、光の通路をはっきりと観察できる。これを（A）という。
　・親水コロイドに多量の電解質を加えると沈殿を生じる。このような現象を（B）という。
　・疎水コロイドに少量の電解質を加えると沈殿を生じる。このような現象を（C）という。

	A	B	C
☐　1．	ブラウン運動	凝縮	凝析
2．	チンダル現象	塩析	凝析
3．	チンダル現象	凝縮	透析
4．	ブラウン運動	塩析	透析

【17】0.1mol/Lの水酸化ナトリウム水溶液を水で100倍に薄めたときのpHとして最も近い値はどれか。ただし、水酸化ナトリウムの電離度を1とする。

☐　1．pH3　　　　2．pH7　　　　3．pH11　　　　4．pH14

【18】互いに同素体であるものの組み合わせとして正しいものはどれか。

☐　1．銀と水銀　　　　　　　　2．オゾンと赤リン
　　3．黒鉛とダイヤモンド　　　4．一酸化炭素と二酸化炭素

【19】カルボン酸とアルコールが脱水縮合して、化合物が生成する反応を何という か。

☑ 1．ニトロ化　　　2．アルキル化
　　3．ジアゾ化　　　4．エステル化

【20】60℃の硝酸カリウムの飽和水溶液120gを20℃まで冷却すると何gの結晶 が析出するか。ただし、水100gに対する硝酸カリウムの溶解度を、60℃で109、 20℃で31.6とする。

☑ 1．31.6g　　　2．44.4g
　　3．77.4g　　　4．85.2g

【21】理想気体の特徴に関する次の記述のうち、正しいものの組合せはどれか。
　A．理想気体では、常に気体の状態方程式が成り立つ。
　B．理想気体は、分子間力を考慮している。
　C．理想気体は、分子自身の体積を0とみなしている。
　D．低温・高圧ほど、実在気体は理想気体に近づく。

☑ 1．A、C　　　2．A、D
　　3．B、C　　　4．B、D

【22】下線で示す原子の酸化数が最も大きいものはどれか。

☑ 1．H$\underline{N}O_3$　　　2．K$\underline{Mn}O_4$
　　3．$\underline{Fe}_2O_3$　　　4．K$_2$$\underline{Cr}_2O_7$

【23】0.4mol/Lの塩酸20mLをちょうど中和するには、0.1mol/Lの水酸化カルシ ウム水溶液は何mL必要か。

☑ 1．10mL　　　2．20mL
　　3．40mL　　　4．80mL

【24】【23】の中和滴定において使用する指示薬に関する記述のうち、正しいも のはどれか。

☑ 1．フェノールフタレインとメチルオレンジのどちらでも使える。
　　2．フェノールフタレインは使えるが、メチルオレンジは使えない。
　　3．フェノールフタレインは使えないが、メチルオレンジは使える。
　　4．フェノールフタレインとメチルオレンジともに使えない。

【25】ダニエル電池に関する記述のうち、正しいものはどれか。なお、ダニエル電池は以下のように表される。

（－）Zn｜ZnSO₄ aq｜CuSO₄ aq｜Cu（＋）

☑ 1．電子は亜鉛板から銅板に向かって流れる。
2．正極から水素が発生する。
3．硫酸イオンは負極のほうから正極のほうへ移動する。
4．負極の亜鉛は還元され、正極の銅は酸化される。

【26】プロパン（C₃H₈）の燃焼熱は何kJ/molか。ただし、二酸化炭素、水、プロパンの生成熱は、それぞれ、394kJ/mol、286kJ/mol、105kJ/mol とする。

☑ 1．575kJ/mol　　　　2．785kJ/mol
3．2221kJ/mol　　　4．2431kJ/mol

【27】次の図は、フェノール、ニトロベンゼン、アニリン及び安息香酸を含むジエチルエーテル（以下、エーテルという。）溶液から、分液操作によって各物質を分離する手順を示したものである。図中の物質A～Dは、それぞれ上記4種類の物質のうちのいずれかである。（ア）物質B、（イ）物質Dにあてはまるものはそれぞれどれか。

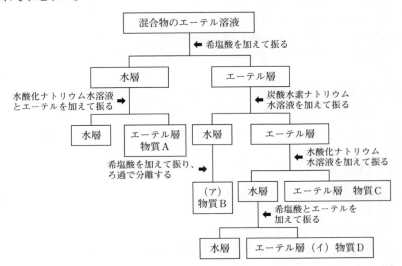

☑ 1．フェノール　　　2．ニトロベンゼン
3．アニリン　　　　4．安息香酸

【28】次の化合物のうち、構造に官能基「－COOH」を有するものはどれか。

☑　1．アセトン　　　　2．ホルムアルデヒド
　　3．トルエン　　　　4．フタル酸

【29】タンパク質水溶液に水酸化ナトリウム水溶液を加えて塩基性にした後、硫
　　酸銅（Ⅱ）水溶液を加えると青紫～赤紫色を呈する。
　　この反応の名称として正しいものはどれか。

☑　1．ルミノール反応　　　　2．キサントプロテイン反応
　　3．ビウレット反応　　　　4．ニンヒドリン反応

〔実地（性質・貯蔵・取扱い方法等）〕
【30】次の物質の常温・常圧下における性状として、最も適当なものを選びなさ
　　い。
☑　A．酸化コバルト（Ⅱ）
☑　B．燐化水素
☑　C．硫化水素ナトリウム
☑　D．1,1－ジメチルヒドラジン

　　1．黒色から緑色の結晶あるいは粉末であり、水に不溶。酸化剤に可溶。
　　2．特徴的な臭気のある白色で吸湿性の結晶。エタノール、エステルに可溶。
　　3．無色ないし黄褐色透明の吸湿性の液体。特徴ある魚臭を発する。
　　4．腐魚臭様の臭気のある気体。酸素およびハロゲンとは激しく化合する。

【31】次の物質の貯蔵方法として、最も適当なものを選びなさい。
☑　A．カリウム
☑　B．クロロホルム
☑　C．ベタナフトール
☑　D．水酸化カリウム

　　1．純品は空気と日光によって分解するため、少量のアルコールを加えて冷暗所
　　　に貯蔵する。
　　2．空気や光線に触れると赤変するため、遮光して貯蔵する。
　　3．空気中にそのまま貯蔵することはできないので、通常石油中に貯蔵する。水
　　　分の混入、火気を避け貯蔵する。
　　4．二酸化炭素と水を強く吸収するため、密栓をして貯蔵する。

【32】次の物質を含有する製剤は、毒物及び劇物取締法令上ある一定濃度以下で劇物から除外される。その除外される上限の濃度として、最も適当なものをそれぞれ選びなさい。

☑　A．過酸化水素

☑　B．トリフルオロメタンスルホン酸

☑　C．メチルアミン

☑　D．ノニルフェノール

1．1 %　　　2．6 %

3．10 %　　　4．40 %

【33】次の物質の化学式として、最も適当なものを選びなさい。

☑　A．無水酢酸

☑　B．ベンゾイル＝クロリド

☑　C．（ジクロロメチル）ベンゼン

☑　D．ホスゲン

1．$(CH_3CO)_2O$　　　2．C_6H_5COCl

3．$C_6H_5CHCl_2$　　　4．$COCl_2$

【34】次の物質の毒性として、最も適当なものを選びなさい。

☑　A．蓚酸

☑　B．ジメチルジチオホスホリルフェニル酢酸エチル（別名：PAP）

☑　C．メタノール

☑　D．シアン化水素

1．極めて猛毒で、希薄な蒸気でもこれを吸入すると、呼吸中枢を刺激し、ついで麻痺を起こす。

2．血液中の石灰分を奪取し、神経系を侵す。急性中毒症状は、胃痛、嘔吐、口腔、咽喉に炎症を起こし、腎臓が侵される。

3．アセチルコリン等を分解するコリンエステラーゼを阻害し、副交感神経節後線維終末（ムスカリン様受容体）あるいは神経筋接合部（ニコチン様受容体）におけるアセチルコリンの蓄積により、神経系が過度の刺激状態になり、さまざまな症状を引き起こす。

4．頭痛、めまい、嘔吐、下痢、腹痛等を起こし、致死量に近ければ麻酔状態になり、視神経が侵され、目がかすみ、ついには失明することがある。

【35】次の物質の用途として、最も適当なものを選びなさい。

☑ A．燐化亜鉛

☑ B．２－クロルエチルトリメチルアンモニウムクロリド（別名：クロルメコート）

☑ C．トリクロロ（フェニル）シラン

☑ D．ヘプタン酸

1．植物成長調整剤
2．撥水剤、絶縁樹脂、耐熱性塗料のシリコン化に使用
3．食品添加物、香料として香料製剤の製造に使用
4．殺鼠剤

【36】次の物質の鑑別方法として、最も適当なものを選びなさい。

☑ A．スルホナール

☑ B．カリウム

☑ C．四塩化炭素

☑ D．臭化水素酸

1．木炭とともに加熱すると、メルカプタンの臭気を放つ。

2．硝酸銀溶液を加えると、淡黄色の沈殿を生じ、この沈殿は硝酸に溶けず、アンモニア水には塩化銀に比べて溶けにくい。

3．アルコール性の水酸化カリウムと銅粉とともに煮沸すると、黄赤色の沈殿を生じる。

4．白金線に試料を付けて、溶融炎で熱すると、炎の色は青紫色になる。

【37】毒物及び劇物の品目ごとの具体的な廃棄方法として厚生労働省が定めた「毒物及び劇物の廃棄の方法に関する基準」に基づき、次の毒物又は劇物の廃棄方法として、最も適当なものを選びなさい。

☑ A．クロルスルホン酸

☑ B．臭素

☑ C．過酸化尿素

☑ D．水銀

1．中和法　　　2．アルカリ法
3．希釈法　　　4．回収法

【38】毒物及び劇物の運搬事故時における応急措置の具体的な方法として厚生労働省が定めた「毒物及び劇物の運搬事故時における応急措置に関する基準」に基づき、次の毒物又は劇物が漏えい又は飛散した際の措置として、最も適当なものを選びなさい。

☐ A．ジボラン

☐ B．ピクリン酸

☐ C．メチルアミン

☐ D．亜塩素酸ナトリウム

1．漏えいしたボンベ等を多量の水酸化カルシウム水溶液と酸化剤（次亜塩素酸ナトリウム、さらし粉等）の水溶液の混合溶液中に容器ごと投入してガスを吸収させ、酸化処理し、その処理液を多量の水で希釈して流す。

2．漏えいしたボンベ等の漏出箇所に木栓等を打ち込み、できるだけ漏出を止め、更に濡れた布等で覆った後、できるだけ速やかに専門業者に処理を委託する。

3．飛散したものは空容器にできるだけ回収し、そのあとを多量の水を用いて洗い流す。なお、回収の際は飛散したものが乾燥しないよう、適量の水を散布して行い、また、回収物の保管、輸送に際しても十分に水分を含んだ状態を保つようにする。用具及び容器は金属製のものを使用してはならない。

4．飛散したものは空容器にできるだけ回収し、そのあとを還元剤（硫酸第一鉄等）の水溶液を散布し、水酸化カルシウム、無水炭酸ナトリウム等の水溶液で処理し、多量の水を用いて洗い流す。この場合、濃厚な廃液が河川等に排出されないよう注意する。

【39】次の物質の毒物及び劇物取締法施行令第40条の5第2項第3号に規定する厚生労働省令で定める保護具として、（　）内にあてはまる最も適当なものをそれぞれ選びなさい。

☐ A．硝酸及びこれを含有する製剤（硝酸10％以下を含有するものを除く。）で液体状のもの ……………… 保護手袋、保護長ぐつ、保護衣、（　）

☐ B．クロルピクリン ………… 保護手袋、保護長ぐつ、保護衣、（　）

☐ C．水酸化ナトリウム及びこれを含有する製剤（水酸化ナトリウム5％以下を含有するものを除く。）で液体状のもの
　　　　　　　……………… 保護手袋、保護長ぐつ、保護衣、（　）

☐ D．塩素 ……………… 保護手袋、保護長ぐつ、保護衣、（　）

1．保護眼鏡　　　　　　　　2．有機ガス用防毒マスク
3．酸性ガス用防毒マスク　　4．普通ガス用防毒マスク

【1】 A…3　B…2　C…1　D…1

〔解説〕取締法第2条（定義）第1項。

> 　この法律で「毒物」とは、別表第1に掲げる物であって、（A：医薬品及び医薬部外品）以外のものをいう。

取締法第3条の4（爆発性がある毒物劇物の所持禁止）。

> 　（B：引火性、発火性又は爆発性）のある毒物又は劇物であって政令で定めるものは、業務その他正当な理由による場合を除いては、所持してはならない。

取締法第17条（事故の際の措置）第1項。

> 　（略）不特定又は多数の者について保健衛生上の危害が生ずるおそれがあるときは、（C：直ちに）、その旨を（D：保健所、警察署又は消防機関）に届け出るとともに、保健衛生上の危害を防止するために必要な応急の措置を講じなければならない。

【2】 A…4　B…2　C…3　D…4

〔解説〕取締法第12条（毒物又は劇物の表示）第3項。

> 　毒物劇物営業者及び特定毒物研究者は、毒物又は劇物（A：を貯蔵し、又は陳列する場所）に、「医薬用外」の文字及び毒物については「毒物」、劇物については「劇物」の文字を表示しなければならない。

取締法第14条（毒物又は劇物の譲渡手続）第1項第1～3号。

> 一　毒物又は劇物の名称及び（B：数量）
> 二　（略）
> 三　譲受人の氏名、（C：職業）及び住所（法人にあっては、その名称及び主たる事務所の所在地）

取締法第14条（毒物又は劇物の譲渡手続）第4項。

> 　毒物劇物営業者は、販売又は授与の日から（D：5年間）、第1項及び第2項の書面並びに前項前段に規定する方法が行われる場合に当該方法において作られる電磁的記録（略）を保存しなければならない。

【3】 4

〔解説〕取締法第13条（農業用の劇物）、施行規則第12条（農業用劇物の着色方法）。

【4】 2

〔解説〕取締法第12条（毒物又は劇物の表示）第2項第3号、施行規則第11条の5（解毒剤に関する表示）。

【5】A…2　B…3

〔解説〕取締法第22条（業務上取扱者の届出等）第1項、第2項、施行令第41条、第42条（業務上取扱者の届出）各号。無機シアン化合物たる毒物及びこれを含有する製剤を使用して電気めっき又は金属熱処理を行う場合や、砒素化合物たる毒物及びこれを含有する製剤を使用してしろありの防除を行う場合は、業務上取扱者の届出が必要となる。

> 毒物及び劇物取締法第22条において、（A：無機シアン化合物たる毒物を使用して、金属熱処理）を行う事業者は、当該毒物を業務上取り扱うこととなった日から（B：30日）以内に、その事業場の所在地の都道府県知事（略）に業務上取扱者の届出をしなければならないと規定されている。

【6】1

〔解説〕A．取締法第7条（毒物劇物取扱責任者）第3項。

　　　　B．取締法第10条（届出）第1項第3号、施行規則第10条の2（営業者の届出事項）第1号。

　　　　C．「あらかじめ」⇒「変更後30日以内に」。取締法第10条（届出）第1項第2号。

【7】1

〔解説〕取締法第8条（毒物劇物取扱責任者の資格）第2項第1号。

> （A：18歳）未満の者は、毒物劇物取扱責任者となることができない。

取締法第15条（毒物又は劇物の交付の制限等）第1項第1号。

> 毒物劇物営業者は、毒物又は劇物を（B：18歳）未満の者に交付してはならない。

【8】4

〔解説〕A＆B．廃棄方法や使用期限は、容器及び被包に表示しなければならない事項に含まれていない。

　　　　C＆D．取締法第12条（毒物又は劇物の表示）第2項第1～2号。

【9】2

〔解説〕A．0.3m平方の板に地を「黒色」、文字を「白色」として「毒」と表示した標識を、車両の前後の見やすい箇所に掲げなければならない。施行令第40条の5（運搬方法）第2項第2号、施行規則第13条の5（毒物又は劇物を運搬する車両に掲げる標識）。

　　　　B．施行令第40条の5（運搬方法）第2項第4号。

【10】 A…3　B…3　C…2　D…4

〔解説〕取締法第3条（毒物劇物の禁止規定）第3項。

> 毒物又は劇物の販売業の登録を受けた者でなければ、毒物又は劇物を販売し、授与し、又は販売若しくは授与の目的で（A：貯蔵）し、運搬し、若しくは陳列してはならない。（略）

取締法第11条（毒物又は劇物の取扱い）第4項。

> 毒物劇物営業者及び特定毒物研究者は、毒物又は厚生労働省令で定める劇物については、その容器として、（B：飲食物）の容器として通常使用される物を使用してはならない。

取締法第21条（登録が失効した場合等の措置）第1項。

> 毒物劇物営業者、特定毒物研究者又は特定毒物使用者は、その営業の登録若しくは特定毒物研究者の許可が効力を失い、又は特定毒物使用者でなくなったときは、（C：15日以内に）、（略）、それぞれ現に所有する特定毒物の品名及び（D：数量）を届け出なければならない。

【11】 2

〔解説〕Ar（アルゴン）…18族の貴ガス。

　　　　1＆4．Cl（塩素）、Br（臭素）…17族のハロゲン。

　　　　3．N（窒素）…15族の典型元素。

【12】 1

〔解説〕硫化水素 H_2S は、折れ線形の極性分子である。

　　　　2～4．二酸化炭素 CO_2（直線形）、四塩化炭素 CCl_4（正四面体形）、塩素 Cl_2（直線形）は、いずれも無極性分子である。

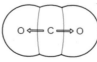
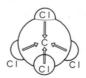
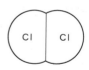

硫化水素　　　　二酸化炭素　　　四塩化炭素　　　　塩素

【13】 3

〔解説〕金属の単体が水溶液中で電子を失い、陽イオンになろうとする性質のことをイオン化傾向という。イオン化傾向の大きな金属ほど、酸化されやすく反応性が大きい。設問の場合、イオン化傾向の大きい順に並べると、Na（ナトリウム）＞ Al（アルミニウム）＞ Fe（鉄）＞ Cu（銅）となる。

イオン化傾向が極めて大きく、常温でも水と激しく反応する［リチウムLi］［カリウムK］［カルシウムCa］［ナトリウムNa］は覚えておく必要がある。

【14】 1

〔解説〕「反応熱は、反応の経路によらず、反応の最初の状態と最後の状態で決まる。」
という法則を（ヘスの法則）という。

　　2．アボガドロの法則…同温・同圧で同体積の気体の中には、気体の種類によ
　　　らず、同じ数の分子が含まれる。

　　3．ボイル・シャルルの法則…一定物質量の気体の体積Vは、圧力Pに反比例し、
　　　絶対温度Tに比例する。

　　4．気体反応の法則…気体同士の反応では、同温・同圧において反応に関する
　　　気体の体積の間に簡単な整数比が成り立つ。

【15】 4

〔解説〕エチレンC_2H_4が完全燃焼すると、エチレン1molから二酸化炭素CO_2が2mol
生成される。　$C_2H_4 + 3O_2 \longrightarrow 2CO_2 + H_2O$
気体の体積22.4L＝1molより、エチレン44.8Lでは2molとなり、生成される
二酸化炭素は4molとなる。従って、二酸化炭素の物質量は12＋（16×2）＝
44であるため、44×4mol＝176（g）となる。

【16】 2

〔解説〕コロイド溶液に横から強い光を当てると、光の通路をはっきりと観察できる。
これを（A：チンダル現象）という。親水コロイドに多量の電解質を加えると
沈殿を生じる。このような現象を（B：塩析）という。疎水コロイドに少量の
電解質を加えると沈殿を生じる。このような現象を（C：凝析）という。

　　A．ブラウン運動とは、コロイド粒子が不規則に動く運動をいう。

　　C．透析とは、コロイド粒子が半透膜を通過できないことを利用して、コロイ
　　　ド溶液から不純物を除くことをいう。

【17】 3

〔解説〕水酸化ナトリウム$NaOH$水溶液は1価の塩基である。電離度が1であるため、
水酸化ナトリウム水溶液中の水酸化物イオン濃度$[OH^-]$は次のとおり。

　　$1 \times 0.1mol/L \times 1 = 1.0 \times 10^{-1}mol/L$

　　水のイオン積$[H^+][OH^-] = 1.0 \times 10^{-14}(mol/L)^2$より、

　　$[H^+] \times 1.0 \times 10^{-1}mol/L = 1.0 \times 10^{-14}(mol/L)^2$

$$[H^+] = \frac{1.0 \times 10^{-14}(mol/L)^2}{1.0 \times 10^{-1}mol/L}$$

$$= 1.0 \times 10^{-13}mol/L$$

乗数の数がpHの値をあらわすため、pH13となる。

塩基性水溶液においては、10倍ずつ希釈するとpHは1つ減少して7に近づく
ことから、pH13の水溶液を水で10倍に希釈するとpH12、100倍に希釈すると
pH11となる。

【18】 3

〔解説〕同素体とは、同じ元素からなる単体で、性質の異なる物質をいう。ダイヤモンドと黒鉛は、ともに炭素Cからなる同素体である。

　　　　1 & 2．銀Agと水銀Hg、オゾンO_3と赤リンPは、それぞれ異なる単体（ただ1種類の元素からなる純物質）である。

　　　　4．一酸化炭素COと二酸化炭素CO_2は、いずれも化合物（2種類以上の元素からなる純物質）である。

【19】 4

〔解説〕カルボン酸とアルコールが脱水縮合して、化合物（エステル$R^1 - COO - R^2$）が生成する反応を、エステル化という。

　　　　1．ニトロ化…水素原子がニトロ基「$-NO_2$」で置換される反応。

　　　　2．アルキル化…有機化合物の水素原子がアルキル基（アルカンからHを1つ除いてできる炭化水素基をいい、メチル基「$-CH_3$」などがある）で置換される反応。

　　　　3．ジアゾ化…$-N^+ \equiv N$の構造をもつジアゾニウム塩をつくる反応。

【20】 2

〔解説〕飽和水溶液とは、100gの水に溶ける物質の限界の質量（溶解度）まで物質が溶けている水溶液をいう。設問より、100gの水が60℃のときの硝酸カリウム飽和水溶液の質量は、100＋109＝209gとなる。また、この水溶液を60℃から20℃まで冷却すると、硝酸カリウムの結晶が109－31.6＝77.4g析出する。

飽和水溶液が120gのときに析出する結晶をxgとすると、次の比例式で求められる。

$$209g : 77.4g = 120g : x\,g$$
$$209\,x = 9288$$
$$x = 44.44\cdots\ (g)$$

従って、最も適する値は44.4gである。

【21】 1

〔解説〕A．気体の状態方程式は、$PV = nRT$で表す。

　　　　（P…圧力、V…体積、n…物質量、T…絶対温度）

　　　　B & C．理想気体とは、「分子間力がなく」、分子自身の体積を0とする仮想的な気体をいう。

　　　　D．実在気体は「高温・低圧」ほど理想気体に近づく。高温になると分子の熱運動が激しくなり、分子間力が無視できるようになるためである。また、低圧にすると気体分子の密度が小さくなり、気体全体の体積に対して分子自身の体積が無視できるようになる。

【22】 2

〔解説〕選択肢は全て化合物である。酸化数のルールを用いると、$KMnO_4$（過マンガン酸カリウム）のマンガンMn原子の酸化数は、次の式で求められる。

$(+1) + [Mn酸化数] + \{(-2) \times 4\} = 0 \Rightarrow [Mn酸化数] =$「+7」

酸化数のルール

①単体中、化合物中の原子の酸化数の総和は「0」

②化合物中の水素H原子またはアルカリ金属（カリウムKなど）の酸化数は「+1」、酸素O原子の酸化数は「-2」

③イオンの酸化数の総和は、そのイオンの電荷

1．HNO_3（硝酸）の窒素N原子の酸化数

$(+1) + [N酸化数] + \{(-2) \times 3\} = 0 \Rightarrow [N酸化数] =$「+5」

3．Fe_2O_3（酸化第二鉄）の鉄Fe原子の酸化数

$\{[Fe酸化数] \times 2\} + \{(-2) \times 3\} = 0$

$\{[Fe酸化数] \times 2\} + (-6) = 0 \Rightarrow [Fe酸化数] =$「+3」

4．$K_2Cr_2O_7$（重クロム酸カリウム）のクロムCr原子の酸化数

$\{(+1) \times 2\} + \{[Cr酸化数] \times 2\} + \{(-2) \times 7\} = 0$

$(+2) + \{[Cr酸化数] \times 2\} + (-14) = 0$

$\{[Cr酸化数] \times 2\} + (-12) = 0$

$\Rightarrow [Cr酸化数] =$「+6」

【23】 3

〔解説〕中和反応式：$2HCl + Ca(OH)_2 \longrightarrow CaCl_2 + 2H_2O$

塩酸HClは1価の酸、水酸化カルシウム$Ca(OH)_2$は2価の塩基であり、求める量をx mLとすると次の等式が成り立つ。

1×0.4mol/L $\times (20$mL$/1000$mL$) = 2 \times 0.1$mol/L $\times (x$ mL$/1000$mL$)$

両辺に1000をかける。　0.4mol/L $\times 20$mL $= 0.2$mol/L $\times x$ mL

$0.2x = 8$

$x = 40$ (mL)

【24】 1

〔解説〕中和滴定では、中和点付近で急激にpHが大きく変化する「pHジャンプ」が起こる。塩酸と水酸化カルシウムのような強酸と強塩基の中和滴定では、このpHジャンプの幅が広く、わずかなpHの変化で大きく変色する。

フェノールフタレイン（PP）は変色域が塩基性側（pH8.0～9.8）、メチルオレンジ（MO）は変色域が酸性側（pH3.1～4.4）であるが、強酸と強塩基の中和滴定におけるpHジャンプの幅は両方の変色域に重なるため、「どちらも指示薬として使用することができる」。

【25】1

〔解説〕ダニエル電池とは、亜鉛Znの板を浸した硫酸亜鉛水溶液$ZnSO_4$ aqと、銅Cuの板を浸した硫酸銅（Ⅱ）水溶液$CuSO_4$ aqを隔膜（素焼きの円筒など）で仕切り、両方の金属板を導線で結んで電流を流す電池をいう。

$$(-)\ Zn\ |\ ZnSO_4\ aq\ |\ CuSO_4\ aq\ |\ Cu\ (+)$$

　　　　⇧　　　　　⇧　　　　⇧　　　　⇧　　　　　　⇧
　　　　負極　　　電解液　　隔膜　　電解液　　　　　正極

亜鉛のイオン化傾向は銅よりも大きいため、負極の亜鉛板が溶けて（酸化）亜鉛イオンZn^{2+}と電子e^-を生じる。　　$Zn \longrightarrow Zn^{2+} + 2e^-$

電子は、導線を通って正極の銅板へ流れる。

2．亜鉛板から生じた電子が銅板へ流れると、硫酸銅（Ⅱ）水溶液の中の銅（Ⅱ）イオンCu^{2+}が電子を受け取って（還元）、正極から「銅」が発生する。

　　$Cu^{2+} + 2e^- \longrightarrow Cu$　　ダニエル電池では、水素H_2は発生しない。

3．硫酸亜鉛水溶液と硫酸銅（Ⅱ）水溶液はそれぞれ次のように電離している。

　　$ZnSO_4 \longrightarrow Zn^{2+} + SO_4^{2-}$　　　　$CuSO_4 \longrightarrow Cu^{2+} + SO_4^{2-}$

　　負極（硫酸亜鉛水溶液）では、亜鉛板が溶けるためZn^{2+}の濃度が高く、正極（硫酸銅（Ⅱ）水溶液）では、銅が生じるためCu^{2+}の濃度が低くなる。2種類の水溶液がすぐに混じることを防ぐ役割を持つ隔膜は、イオンが通過できるほどの小さな穴が開いているため、硫酸イオンSO_4^{2-}が「正極」のほうから「負極」のほうへ移動することができる。すると、負極のSO_4^{2-}の濃度が高く、正極のSO_4^{2-}の濃度が低くなるため、濃度のバランスを保つことができる。

4．選択肢1と選択肢2の解説のとおり、負極の亜鉛は「酸化」され、正極の銅は「還元」される。

【26】3

〔解説〕設問で提示された生成熱は、次の熱化学方程式が成り立つものとする。

　　二酸化炭素　　C（固）$+ O_2$（気）$= CO_2$（気）$+ 394kJ$ … ①

　　水　　　　　　H_2（気）$+ 1/2O_2$（気）$= H_2O$（液）$+ 286kJ$ … ②

　　プロパン　　　$3C$（固）$+ 4H_2$（気）$= C_3H_8$（気）$+ 105kJ$ … ③

求める燃焼熱をQkJ/molとすると、次の熱化学方程式で表わすことができる。

　　C_3H_8（気）$+ 5O_2$（気）$= 3CO_2$（気）$+ 4H_2O$（液）$+ QkJ$ … ④

①〜③を次のように変形し、④に代入する。

　① 　CO_2（気）$= C$（固）$+ O_2$（気）$- 394kJ$

　② 　H_2O（液）$= H_2$（気）$+ 1/2O_2$（気）$- 286kJ$

　③ 　C_3H_8（気）$= 3C$（固）$+ 4H_2$（気）$- 105kJ$

　④ 　$\{3C$（固）$+ 4H_2$（気）$- 105kJ\} + 5O_2$（気）$= 3\{C$（固）$+ O_2$（気）$- 394kJ\}$

　　　　　　　　　　　　　　　　　　　$+ 4\{H_2$（気）$+ 1/2O_2$（気）$- 286kJ\} + QkJ$

④を計算する。

3C（固）＋4H₂（気）－105kJ ＋ 5O₂（気）＝

$$3C_{(固)} + 4H_2{}_{(気)} - 105kJ + 5O_2{}_{(気)} =$$
$$3C_{(固)} + 3O_2{}_{(気)} - 1182kJ + 4H_2{}_{(気)} + 2O_2{}_{(気)} - 1144\ kJ + QkJ$$
$$\Rightarrow \quad Q = 2221\ (kJ)$$

> 日本化学会の提案や学習指導要領の改訂により、今後「熱化学方程式」ではなく「エンタルピー変化」を使用した問題が出題される可能性があるため、注意が必要。

【27】ア…4　イ…1

〔解説〕物質A：混合物のエーテル溶液に希塩酸HClを加えると、アニリンC₆H₅NH₂が
アニリン塩酸塩となって水層に移動する。アニリン塩酸塩は強酸と弱
塩基の塩であり、強塩基の水酸化ナトリウムNaOH水溶液を加えると
弱塩基の遊離が起こり、アニリンを得ることができる。

物質B：アニリンが分離されたあとのエーテル溶液に炭酸水素ナトリウム水溶
液NaHCO₃ aqを加えると、酸性度の強い安息香酸C₆H₅COOHが安
息香酸ナトリウムとなって水層に移動する。安息香酸ナトリウムより
も酸性度の強い希塩酸を加えると弱酸の遊離が起こり、安息香酸を得
ることができる。従って（ア）は安息香酸である。

物質C：アニリンと安息香酸が分離されたあとのエーテル溶液に水酸化ナトリ
ウム水溶液を加えても、中性のニトロベンゼンC₆H₅NO₂は強塩基と反
応を起こさず、エーテル層にとどまる。

物質D：アニリンと安息香酸が分離されたあとのエーテル溶液に水酸化ナトリ
ウム水溶液を加えると、フェノールC₆H₅OHがナトリウムフェノキシ
ドとなって水層に移動する。ナトリウムフェノキシドよりも酸性度の
強い希塩酸を加えると弱酸の遊離が起こり、フェノールを得ることが
できる。従って（イ）はフェノールである。

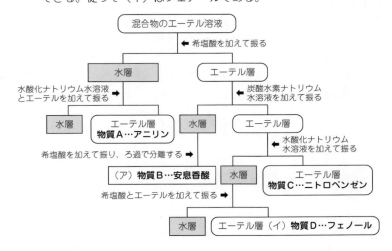

【28】4

〔解説〕フタル酸$C_6H_4(COOH)_2$は、カルボキシ基「－COOH」を有する。

 1．アセトンCH_3COCH_3は、カルボニル基（ケトン基）「＞C＝O」を有する。

 2．ホルムアルデヒド$HCHO$は、ホルミル基（アルデヒド基）「－CHO」を有する。

 3．トルエン$C_6H_5CH_3$は、メチル基「－CH_3」を有する。

【29】3

〔解説〕1．ルミノール反応…ルミノールを過酸化水素とともに用いると、血液の存在を青白い発光で知らせる反応。

 2．キサントプロテイン反応…ベンゼン環などの芳香環をもつタンパク質に濃硝酸を加えて熱すると、ニトロ化されて黄色になり、更にアンモニア水などを加えて塩基性にすると橙黄色を呈する反応。

 4．ニンヒドリン反応…アミノ酸にニンヒドリン水溶液を加えて温めると、紫色を呈する反応。

※以下、物質名のみ表示している場合は、その物質の化学式及び選択肢の内容に該当する物質名を表す。また、物質名の後や文章中に記載されている〔　〕は、物質を見分ける際に特徴となるキーワードを表す。

【30】A…1　B…4　C…2　D…3

〔解説〕A．酸化コバルト（Ⅱ）CoO〔黒色から緑色の結晶あるいは粉末〕

 B．燐化水素（ホスフィン）PH_3〔腐魚臭様の臭気のある気体〕〔酸素およびハロゲンとは激しく化合〕

 C．硫化水素ナトリウム$NaSH$〔特徴的な臭気〕〔白色で吸湿性の結晶〕

 D．1，1－ジメチルヒドラジン$C_2H_8N_2$〔黄褐色透明の吸湿性の液体〕〔魚臭〕

【31】A…3　B…1　C…2　D…4

〔解説〕A．カリウムK〔通常石油中に貯蔵〕

 B．クロロホルム$CHCl_3$〔純品は空気と日光によって分解〕〔少量のアルコールを加える〕

 C．ベタナフトール$C_{10}H_7OH$〔空気や光線に触れると赤変〕

 D．水酸化カリウムKOH〔二酸化炭素と水を強く吸収〕〔密栓〕

【32】 A…2　B…3　C…4　D…1

〔解説〕指定令第2条（劇物）第1項。

    A．過酸化水素 H_2O_2…6％以下を含有するものは劇物から除外される。

    B．トリフルオロメタンスルホン酸 CF_3SO_3H…10％以下を含有するものは劇物から除外される。

    C．メチルアミン CH_3NH_2…40％以下を含有するものは劇物から除外される。

    D．ノニルフェノール $C_{15}H_{24}O$…1％以下を含有するものは劇物から除外される。

【33】 A…1　B…2　C…3　D…4

〔解説〕A．無水酢酸…$(CH_3CO)_2O$

    B．ベンゾイル＝クロリド（塩化ベンゾイル）…C_6H_5COCl

    C．（ジクロロメチル）ベンゼン…$C_6H_5CHCl_2$

    D．ホスゲン…$COCl_2$

【34】 A…2　B…3　C…4　D…1

〔解説〕A．蓚酸 $(COOH)_2・2H_2O$［血液中の石灰分（カルシウム）を奪取］［腎臓が侵される］

    B．PAP（有機燐化合物）$C_{12}H_{17}O_4PS_2$［コリンエステラーゼを阻害］［副交感神経］［神経系が過度の刺激状態］

    C．メタノール CH_3OH［致死量に近ければ麻酔状態］［視神経が侵される］［失明］

    D．シアン化水素 HCN［極めて猛毒］

【35】 A…4　B…1　C…2　D…3

〔解説〕A．燐化亜鉛 Zn_3P_2［殺鼠剤］

    B．クロルメコート $C_5H_{13}Cl_2N$［植物成長調整剤］

    C．トリクロロ（フェニル）シラン $C_6H_5Cl_3Si$［撥水剤］［絶縁樹脂］

    D．ヘプタン酸（エナント酸）$C_7H_{14}O_2$［食品添加物］［香料］

【36】 A…1　B…4　C…3　D…2

〔解説〕A．スルホナール $C_7H_{16}O_4S_2$［木炭］［メルカプタンの臭気］

    B．カリウム K［白金線］［溶融炎］［炎の色は青紫色］

    C．四塩化炭素 CCl_4［水酸化カリウムと銅粉］［黄赤色の沈殿］

    D．臭化水素酸（ブロム水素酸）HBr［硝酸銀溶液］［淡黄色の沈殿（臭化銀 $AgBr$）］

【37】A…1　B…2　C…3　D…4

〔解説〕A．クロルスルホン酸（クロロスルホン酸）ClSO3H…中和法（多量の水中深く流す装置を用い、希釈してからアルカリ水溶液で中和して処理）。

B．臭素Br2…アルカリ法（アルカリ水溶液中に少量ずつ滴下し、多量の水で希釈して処理）。

C．過酸化尿素CO(NH2)2・H2O2…希釈法（多量の水で希釈して処理）。

D．水銀Hg…回収法（そのまま再利用するために蒸留）。

【38】A…1　B…3　C…2　D…4

〔解説〕A．ジボランB2H6〔水酸化カルシウム水溶液と酸化剤（次亜塩素酸ナトリウム、さらし粉等）〕〔混合溶液中に容器ごと投入してガスを吸収〕

B．ピクリン酸C6H2(OH)(NO2)3〔十分に水分を含んだ状態を保つ〕〔用具及び容器は金属製のものを使用してはならない〕

C．メチルアミンCH3NH2〔漏えいしたボンベ等〕〔専門業者に処理を委託〕

D．亜塩素酸ナトリウムNaClO2〔還元剤（硫酸第一鉄等）の水溶液〕〔水酸化カルシウム、無水炭酸ナトリウム等の水溶液〕

【39】A…3　B…2　C…1　D…4

〔解説〕施行令第40条の5（運搬方法）第2項第3号、施行規則第13条の6（毒物又は劇物を運搬する車両に備える保護具）、別表第5。

A．硝酸H2SO4及びこれを含有する製剤（硝酸10％以下を含有するものを除く。）で液体状のもの…保護手袋、保護長ぐつ、保護衣、（酸性ガス用防毒マスク）

B．クロルピクリンCCl3(NO2)…保護手袋、保護長ぐつ、保護衣、（有機ガス用防毒マスク）

C．水酸化ナトリウムNaOH及びこれを含有する製剤（水酸化ナトリウム5％以下を含有するものを除く。）で液体状のもの…保護手袋、保護長ぐつ、保護衣、（保護眼鏡）

D．塩素Cl2…保護手袋、保護長ぐつ、保護衣、（普通ガス用防毒マスク）

一般受験者数・合格率《参考》	受験者数（人）	合格者数（人）	合格率（%）
	276	79	28.6

〔毒物及び劇物に関する法規〕

※ 問題文中の用語は次によるものとする。
法…毒物及び劇物取締法、政令…毒物及び劇物取締法施行令、規則…毒物及び劇物取締法施行規則、毒物劇物営業者…毒物又は劇物の製造業者・輸入業者又は販売業者

【1】 法第2条に関する記述の正誤について、正しいものの組み合わせを一つ選びなさい。

A．この法律で「毒物」とは、別表第1に掲げる物であって、医薬品及び医薬部外品以外のものをいう。

B．この法律で「特定毒物」とは、毒物であって、別表第3に掲げるものをいう。

C．この法律で「劇物」とは、別表第2に掲げる物であって、医薬部外品及び化粧品以外のものをいう。

	A	B	C
☑ 1．	正	正	正
2．	正	正	誤
3．	正	誤	正
4．	誤	正	正
5．	誤	誤	正

【2】 毒物又は劇物の製造業の登録を受けた者（毒物劇物製造業者）に関する記述の正誤について、正しいものの組み合わせを一つ選びなさい。

A．毒物劇物製造業者は、授与の目的であれば劇物を輸入することができる。

B．毒物劇物製造業者でなければ、毒物又は劇物を販売の目的で製造してはならない。

C．毒物劇物製造業者が、自ら製造した毒物を毒物劇物営業者に販売するためには、毒物劇物販売業の登録を受ける必要がある。

	A	B	C
☑ 1．	正	正	誤
2．	正	誤	誤
3．	正	誤	正
4．	誤	誤	正
5．	誤	正	誤

【3】毒物劇物営業者に関する記述の正誤について、正しいものの組み合わせを一つ選びなさい。

A．毒物又は劇物を自家消費する目的で製造する場合でも、毒物又は劇物の製造業の登録を受ける必要がある。

B．薬局の開設者は、毒物又は劇物の販売業の登録を受けなくても、毒物又は劇物を販売することができる。

C．毒物又は劇物の一般販売業の登録を受けた者は、規則別表第1で農業用品目として定められている劇物を販売することはできない。

	A	B	C
1.	正	正	誤
2.	誤	誤	誤
3.	正	誤	正
4.	誤	誤	正
5.	誤	正	誤

【4】特定毒物使用者及び特定毒物研究者に関する記述の正誤について、正しいものの組み合わせを一つ選びなさい。

A．特定毒物使用者は、特定毒物を品目ごとに政令で定める用途以外の用途に供してはならない。

B．特定毒物研究者は、学術研究のため特定毒物を製造することができる。

C．特定毒物使用者は、その使用することができる特定毒物以外の特定毒物を譲り受け、又は所持してはならない。

	A	B	C
1.	正	正	正
2.	正	正	誤
3.	正	誤	正
4.	誤	正	正
5.	誤	誤	正

【5】法第3条の3に関する記述について、（ ）内に当てはまる語句として、正しいものの組み合わせを一つ選びなさい。

（A）、幻覚又は麻酔の作用を有する毒物又は劇物（これらを含有する物を含む。）であって政令で定めるものは、みだりに摂取し、若しくは（B）し、又はこれらの目的で（C）してはならない。

	A	B	C
☑ 1.	鎮静	吸入	販売
2.	興奮	濫用	使用
3.	覚醒	塗布	所持
4.	覚醒	濫用	販売
5.	興奮	吸入	所持

【6】毒物又は劇物の営業の登録等に関する記述の正誤について、正しいものの組み合わせを一つ選びなさい。

A．毒物又は劇物の製造業の登録を受けようとする者は、その製造所の所在地の都道府県知事に申請書を出さなければならない。

B．複数店舗において毒物又は劇物の販売業の登録を受けようとする者は、その住所（法人にあっては主たる事務所の所在地）の都道府県知事（その住所が、保健所を設置する市又は特別区の区域にある場合においては、市長又は区長）の登録を受ければ、店舗ごとに登録を受ける必要はない。

C．毒物劇物営業者は、登録票の記載事項に変更を生じたときは、登録票の書換え交付を申請することができる。

	A	B	C
☑ 1.	正	正	誤
2.	正	誤	誤
3.	正	誤	正
4.	誤	誤	正
5.	誤	正	誤

【7】毒物又は劇物の製造所及び販売業の店舗の設備の基準（規則第4条の4）に関する記述の正誤について、正しいものの組み合わせを一つ選びなさい。

A．毒物又は劇物の製造作業を行う場所には、毒物又は劇物を含有する粉じん、蒸気又は廃水の処理に要する設備又は器具を備える必要がある。

B．毒物又は劇物の製造作業を行う場所は、コンクリート、板張り又はこれに準ずる構造とする等その外に毒物又は劇物が飛散し、漏れ、しみ出若しくは流れ出、又は地下にしみ込むおそれのない構造でなければならない。

C．毒物又は劇物の販売業の店舗において、毒物又は劇物の貯蔵設備は、毒物又は劇物とその他の物とを区分して貯蔵できるものでなければならない。

	A	B	C
☑ 1．	正	正	正
2．	正	正	誤
3．	正	誤	正
4．	誤	正	正
5．	誤	誤	正

【8】毒物劇物取扱責任者に関する記述の正誤について、正しいものの組み合わせを一つ選びなさい。

A．農業用品目毒物劇物取扱者試験に合格した者は、規則別表第1で規定する農業用品目販売業者が販売することができる毒物又は劇物のみを製造する製造所において、毒物劇物取扱責任者となることができる。

B．厚生労働省令で定める学校で、応用化学に関する学課を修了した者は、毒物劇物取扱責任者となることができる。

C．都道府県知事が行う毒物劇物取扱者試験に合格した18歳の者は、毒物劇物取扱責任者となることができる。

	A	B	C
☑ 1．	正	正	正
2．	正	正	誤
3．	正	誤	正
4．	誤	正	正
5．	誤	誤	正

【9】毒物劇物取扱責任者に関する記述の正誤について、正しいものの組み合わせを一つ選びなさい。

A. 毒物劇物営業者は、自ら毒物劇物取扱責任者として毒物又は劇物による保健衛生上の危害の防止に当たることができない。

B. 複数の特定毒物研究者が在籍する研究所の設置者は、毒物劇物取扱責任者を置かなければならない。

C. 毒物劇物営業者が毒物又は劇物の製造業と販売業を併せて営む場合であって、その製造所と店舗が互いに隣接している場合には、毒物劇物取扱責任者はこれらの施設を通じて一人で足りる。

	A	B	C
☑ 1.	正	正	正
2.	正	正	誤
3.	正	誤	正
4.	誤	正	正
5.	誤	誤	正

【10】法第10条の規定により、毒物劇物営業者が30日以内に届け出なければならない事項（場合）として、正しいものの組み合わせを一つ選びなさい。

A. 毒物劇物営業者である法人が、その名称を変更したとき。

B. 毒物劇物販売業者が、販売している毒物又は劇物の品目を変更したとき。

C. 登録に係る毒物又は劇物の品目の輸入を廃止したとき。

D. 毒物劇物販売業者が、店舗における営業を休止したとき。

☑ 1. A、B　　2. A、C　　3. A、D
4. B、C　　5. C、D

【11】毒物又は劇物の表示に関する記述の正誤について、正しいものの組み合わせを一つ選びなさい。

A．毒物の容器及び被包に、黒地に白色をもって「毒物」の文字を表示しなければならない。

B．劇物の容器及び被包に、赤地に白色をもって「医薬用外」の文字を表示しなければならない。

C．毒物劇物営業者は、劇物を貯蔵し、又は陳列する場所に、「医薬用外」の文字及び「劇物」の文字を表示しなければならない。

	A	B	C
1.	正	正	誤
2.	誤	誤	誤
3.	正	誤	正
4.	誤	誤	正
5.	誤	正	誤

【12】法第12条及び規則第11条の5の規定により、毒物劇物営業者が、その容器及び被包に解毒剤の名称を表示しなければ、販売又は授与してはならない毒物又は劇物として、正しいものを一つ選びなさい。

1．無機シアン化合物及びこれを含有する製剤たる毒物
2．セレン化合物及びこれを含有する製剤たる毒物
3．砒素化合物及びこれを含有する製剤たる毒物
4．有機シアン化合物及びこれを含有する製剤たる劇物
5．有機燐化合物及びこれを含有する製剤たる劇物

【13】毒物劇物製造業者が、その製造した塩化水素を含有する製剤たる劇物（住宅用の洗浄剤で液体状のものに限る。）を販売するとき、その容器及び被包に表示しなければならない事項として、法令で定められているものを一つ選びなさい。

1．誤って服用した場合の解毒剤の名称
2．毒物劇物取扱責任者の氏名
3．使用直前に開封し、包装紙等は直ちに処分すべき旨
4．居間等人が常時居住する室内では使用してはならない旨
5．小児の手の届かないところに保管しなければならない旨

【14】法第14条第1項の規定に基づき、毒物劇物営業者が、毒物又は劇物を他の
毒物劇物営業者に販売したときに、書面に記載しておかなければならない事項に
ついて、正しいものの組み合わせを一つ選びなさい。
　A．販売の年月日
　B．販売の方法
　C．譲受人の住所（法人にあっては、その主たる事務所の所在地）
　D．譲受人の年齢

　☑　1．A、B　　　　2．A、C　　　　3．A、D
　　　4．B、C　　　　5．C、D

【15】法第15条に規定されている、毒物又は劇物の交付の制限等に関する記述の
正誤について、正しいものの組み合わせを一つ選びなさい。
　A．毒物劇物営業者は、ナトリウムの交付を受ける者の氏名及び住所を確認した
　　後でなければ、交付してはならない。
　B．毒物劇物営業者は、ナトリウムの交付を受ける者の確認に関する事項を記載
　　した帳簿を、最終の記載をした日から6年間、保存しなければならない。
　C．毒物劇物営業者は、トルエンを麻薬、大麻、あへん又は覚せい剤の中毒者に
　　交付してはならない。

	A	B	C
☑ 1.	正	正	誤
2.	誤	誤	誤
3.	正	誤	正
4.	誤	誤	正
5.	誤	正	誤

【16】政令第40条の5に規定されている、水酸化ナトリウム20％を含有する製剤で液体状のものを、車両1台を使用して、1回につき7,000kg運搬する場合の運搬方法に関する記述について、正しいものの組み合わせを一つ選びなさい。[改]

A. 2人で運転し、3時間ごとに交代し、12時間後に目的地に着いた。

B. 交代して運転する者を同乗させず、1人で連続して5時間運転後に1時間休憩をとり、その後3時間運転して目的地に着いた。

C. 車両に、保護手袋、保護長ぐつ、保護衣及び保護眼鏡を1人分備えた。

D. 車両には、運搬する劇物の名称、成分及びその含量並びに事故の際に講じなければならない応急の措置の内容を記載した書面を備えた。

☑ 1．A、B　　　2．A、C　　　3．A、D
　　4．B、C　　　5．C、D

【17】法第15条の2の規定に基づく廃棄の方法に関する記述の正誤について、正しいものの組み合わせを一つ選びなさい。

A. 揮発性の劇物は、公衆衛生上の危害を生ずるおそれのない場所であれば、少量ずつ揮発させなくともよい。

B. 可燃性の毒物を保健衛生上の危害を生ずるおそれがない場所で、少量ずつ燃焼させた。

C. 地下50cmで、かつ、地下水を汚染するおそれがない地中に確実に埋めた。

	A	B	C
☑ 1.	正	正	誤
2.	誤	誤	誤
3.	正	誤	正
4.	誤	誤	正
5.	誤	正	誤

【18】法第17条に関する次の記述について、（　）内に当てはまる語句として、正しいものの組み合わせを一つ選びなさい。

〈事故の際の措置〉

　毒物劇物営業者及び（A）は、その取扱いに係る毒物若しくは劇物又は第11条第2項の政令で定める物が飛散し、漏れ、流れ出し、染み出し、又は地下に染み込んだ場合において、不特定又は多数の者について（B）の危害が生ずるおそれがあるときは、直ちに、その旨を（C）に届け出るとともに、（B）の危害を防止するために必要な応急の措置を講じなければならない。

　2　略

	A	B	C
☑ 1.	特定毒物研究者	保健衛生上	警察署又は消防機関
2.	特定毒物研究者	保健衛生上	保健所、警察署又は消防機関
3.	特定毒物研究者	公衆衛生上	警察署又は消防機関
4.	毒物劇物業務上取扱者	保健衛生上	警察署又は消防機関
5.	毒物劇物業務上取扱者	公衆衛生上	保健所、警察署又は消防機関

【19】法第21条に関する次の記述について、（　）内に当てはまる語句として、正しいものの組み合わせを一つ選びなさい。

〈登録が失効した場合等の措置〉

　毒物劇物営業者、特定毒物研究者又は特定毒物使用者は、その営業の登録若しくは特定毒物研究者の許可が効力を失い、又は特定毒物使用者でなくなったときは、（A）以内に、毒物劇物営業者にあってはその製造所、営業所又は店舗の所在地の都道府県知事（販売業にあってはその店舗の所在地が、保健所を設置する市又は特別区の区域にある場合においては、市長又は区長）に、特定毒物研究者にあってはその主たる研究所の所在地の都道府県知事（その主たる研究所の所在地が指定都市の区域にある場合においては、指定都市の長）に、特定毒物使用者にあっては都道府県知事に、それぞれ現に所有する（B）の品名及び（C）を届け出なければならない。

　2〜4　略

	A	B	C
☑ 1.	30日	特定毒物	数量
2.	30日	毒物及び劇物	使用期限
3.	15日	特定毒物	数量
4.	15日	毒物及び劇物	使用期限
5.	15日	毒物及び劇物	数量

【20】法第22条の規定により届出が義務づけられている事業者として、正しい正誤の組み合わせを一つ選びなさい。

A. 無機シアン化合物たる毒物を使用して電気めっきを行う事業者

B. 無機シアン化合物たる毒物を含有する製剤を使用して金属熱処理を行う事業者

C. 最大積載量が5,000kg以上の大型自動車に固定された容器を用い20％の硫酸の運送を行う事業者

	A	B	C
1.	正	正	正
2.	正	正	誤
3.	正	誤	正
4.	誤	正	正
5.	誤	誤	正

〔基礎化学〕

【21】次のうち、無極性分子の組み合わせとして正しいものを一つ選びなさい。

A. 四塩化炭素

B. 塩化水素

C. 水

D. 二酸化炭素

1. A、C   2. A、D   3. B、C
4. B、D   5. C、D

【22】アルミニウム（Al）、カルシウム（Ca）及びニッケル（Ni）をイオン化傾向の大きい順に並べたとき、正しいものを一つ選びなさい。

1. Al ＞ Ca ＞ Ni
2. Al ＞ Ni ＞ Ca
3. Ca ＞ Al ＞ Ni
4. Ca ＞ Ni ＞ Al
5. Ni ＞ Al ＞ Ca

【23】 塩素原子 $^{37}_{17}Cl$ に含まれる陽子、中性子、電子の数として正しいものを一つ選びなさい。

	陽子	中性子	電子
☑ 1.	37	17	37
2.	20	17	37
3.	20	17	20
4.	17	20	17
5.	17	20	20

【24】 次の金属に関する記述について、誤っているものを一つ選びなさい。

☑ 1. 電気伝導性がある。

2. 一般には、展性・延性に優れている。

3. 単体はすべて、常温常圧で固体である。

4. 光沢がある。

5. 熱伝導性がある。

【25】 次の元素の性質に関する記述の正誤について、正しい組み合わせを一つ選びなさい。［改］

A. カリウムはアルカリ金属と呼ばれ、1価の陰イオンになりやすい。

B. 臭素はハロゲンと呼ばれ、2価の陰イオンになりやすい。

C. アルゴンは貴ガスと呼ばれ、化合物を作りにくく安定である。

D. バリウムはアルカリ土類金属と呼ばれ、2価の陽イオンになりやすい。

	A	B	C	D
☑ 1.	正	正	誤	正
2.	誤	誤	正	正
3.	誤	誤	正	誤
4.	正	誤	正	誤
5.	誤	正	正	誤

【26】 次の化学反応に関する記述について、（　）の中に当てはまる語句として、正しいものを一つ選びなさい。

たんぱく質に、濃硝酸を加えて加熱すると黄色になる反応を（　）という。

☑ 1. エステル反応　　　2. キサントプロテイン反応

3. ロビンソン反応　　4. ビウレット反応

5. 銀鏡反応

【27】10gの水酸化ナトリウムは何molになるか。一つ選びなさい。ただし、原子量はH＝1.0、O＝16.0、Na＝23.0とする。

☑ 1．40   2．25   3．4.0   4．2.5   5．0.25

【28】10％の塩化ナトリウム水溶液50gに、さらに10gの塩化ナトリウムを加えた。この水溶液の濃度を15％にするには水をどれだけ加えればよいか、一つ選びなさい。

☑ 1．35g   2．40g   3．45g   4．50g   5．55g

【29】濃度不明の希硫酸25mLを中和するのに、0.50mol/Lの水酸化カリウム水溶液30mLを要した。この希硫酸の濃度（mol/L）として、正しいものを一つ選びなさい。

☑ 1．0.15mol/L   2．0.20mol/L   3．0.25mol/L
   4．0.30mol/L   5．0.35mol/L

【30】1.0×10^{-2}mol/Lの塩酸10mLに、1.0×10^{-3}mol/Lの水酸化ナトリウム水溶液10mLを加えた。このときのpHを次の中から一つ選びなさい。ただし、log4.5＝0.65とする。

☑ 1．3.65   2．3.35   3．3.00
   4．2.65   5．2.35

【31】次の物質の貯蔵方法として、最も適当なものをそれぞれ一つ選びなさい。

☑ A．クロロホルム
☑ B．シアン化ナトリウム
☑ C．ピクリン酸
☑ D．カリウム
☑ E．四塩化炭素

   1．火気に対し安全で隔離された場所に、硫黄、ヨード、ガソリン、アルコール等と離して保管する。鉄、銅、鉛等の金属容器を使用しない。
   2．亜鉛または錫メッキをした鋼鉄製容器で保管し、高温に接しない場所に保管する。ドラム缶で保管する場合は、雨水が漏入しないようにし、直射日光を避け冷所に置く。本品の蒸気は空気より重く、低所に滞留するので、地下室など換気の悪い場所には保管しない。

令和5年度　岐阜

3．少量ならばガラス瓶、多量ならばブリキ缶又は鉄ドラムを用い、酸類とは離して、風通しのよい乾燥した冷所に密封して保存する。

4．冷暗所に貯蔵する。純品は空気と日光によって変質するので、少量のアルコールを加えて分解を防止する。

5．空気中にそのまま貯蔵することはできないので、通常石油中に貯蔵する。水分の混入、火気を避け貯蔵する。

【32】次の物質の漏えい時又は飛散時の措置として、最も適当なものをそれぞれ一つ選びなさい。

☑　A．メチルエチルケトン
☑　B．水酸化バリウム
☑　C．塩化第二金
☑　D．黄燐
☑　E．クロルピクリン

1．飛散したものは空容器にできるだけ回収し、そのあとを希硫酸にて中和し、多量の水で洗い流す。

2．飛散したものは空容器にできるだけ回収し、炭酸ナトリウム、水酸化カルシウム等の水溶液を用いて処理し、そのあと食塩水を用いて処理し、多量の水で洗い流す。

3．付近の着火源となるものを速やかに取り除く。多量に漏えいした場合、漏えいした液は、土砂等でその流れを止め、安全な場所に導き、液の表面を泡で覆い、できるだけ空容器に回収する。

4．少量漏えいした場合、漏えいした液は布で拭き取るか、又はそのまま風にさらして蒸発させる。多量に漏えいした場合、漏えいした液は土砂等でその流れを止め、多量の活性炭又は水酸化カルシウムを散布して覆い、至急関係先に連絡し専門家の指示により処理する。

5．漏出したものの表面を速やかに土砂又は多量の水で覆い、水を満たした空容器に回収する。

【33】 次の物質の廃棄方法として、最も適当なものをそれぞれ一つ選びなさい。

☑ A．砒素

☑ B．水酸化カリウム

☑ C．塩素酸カリウム

☑ D．ジメチルー4ーメチルメルカプトー3ーメチルフェニルチオホスフェイト
   （別名：MPP、フェンチオン）

☑ E．ホスゲン

1．セメントを用いて固化し、溶出試験を行い、溶出量が判定基準以下であることを確認して埋立処分する。

2．多量の水酸化ナトリウム水溶液（10％程度）に撹拌しながら少量ずつガスを吹き込み分解した後、希硫酸を加えて中和する。

3．還元剤（例えばチオ硫酸ナトリウム等）の水溶液に希硫酸を加えて酸性にし、この中に少量ずつ投入する。反応終了後、反応液を中和し多量の水で希釈して処理する。

4．可燃性溶剤と共にアフターバーナー及びスクラバーを具備した焼却炉の火室へ噴霧し、焼却する。スクラバーの洗浄液には水酸化ナトリウム水溶液を用いる。

5．水を加えて希薄な水溶液とし、酸（希塩酸、希硫酸など）で中和させた後、多量の水で希釈して処理する。

【34】 次の物質の主な用途として、最も適当なものをそれぞれ一つ選びなさい。

☑ A．モノフルオール酢酸ナトリウム

☑ B．硅弗化亜鉛

☑ C．メタクリル酸

☑ D．トルエン

1．熱硬化性塗料、接着剤、皮革処理剤

2．爆薬の原料

3．せっけんの製造、試薬

4．木材防腐剤

5．殺鼠剤

【35】次のホルマリンに関する記述について、<u>誤っているもの</u>を一つ選びなさい。

☐ 1．ホルムアルデヒドの水溶液である。
   2．空気中で一部還元され、ギ酸を生じる。
   3．一般にメタノール等を13％以下添加してある。
   4．無色透明の液体である。
   5．刺激臭を有する。

〔実地（性質・貯蔵・取扱い方法等）〕

【36】次の重クロム酸カリウムに関する記述について、（ ）に当てはまる語句として、最も適当なものをそれぞれ一つ選びなさい。

   （A）の結晶で水に溶けやすく、強力な（B）である。

☐ A 1．橙赤色   2．青緑色   3．黒色   4．淡黄色   5．無色
☐ B 1．中和剤   2．乳化剤   3．溶解剤   4．酸化剤   5．還元剤

【37】次の2・2'－ジピリジリウム－1・1'－エチレンジブロミド（別名：ジクワット）に関する記述について、（ ）に当てはまる語句として、最も適当なものをそれぞれ一つ選びなさい。

   （A）の吸湿性結晶である。アルカリ溶液で薄める場合には、2〜3時間以上貯蔵できない。（B）として用いる。

☐ A 1．無色   2．淡黄色   3．赤色
       4．白色   5．赤褐色
☐ B 1．殺虫剤   2．除草剤   3．殺菌剤
       4．植物成長調整剤   5．土壌消毒剤

【38】次の物質の鑑別法として、最も適当なものをそれぞれ一つ選びなさい。

- ☑ A. 硫酸亜鉛
- ☑ B. セレン
- ☑ C. 硫酸第一錫〔すず〕
- ☑ D. ナトリウム
- ☑ E. 二塩化鉛

1. 白金線に試料を付けて溶融炎で熱し、次に希塩酸で白金線を湿して、再び溶融炎で炎の色を見ると淡青色となる。これをコバルトの色ガラスを通して見ると、淡紫色になる。
2. 水に溶かして硫化水素を通じると、白色の沈殿を生成する。また、水に溶かして塩化バリウムを加えると、白色の沈殿を生成する。
3. 炭の上に小さな孔をつくり、無水炭酸ナトリウムの粉末とともに試料を吹管炎で熱灼すると、白色の粒状となる。これに硝酸を加えても溶けない。
4. 炭の上に小さな孔をつくり、無水炭酸ナトリウムの粉末とともに試料を吹管炎で熱灼すると、特有のニラ臭を出し、冷えると赤色の塊となる。これに濃硫酸を加えると緑色に溶ける。
5. 白金線に試料を付けて、溶融炎で熱し、炎の色を見ると黄色になる。これをコバルトの色ガラスを通して見ると、吸収されて、この炎は見えなくなる。

【39】次の記述は「毒物及び劇物の運搬事故時における応急措置に関する基準」に示される漏えい時の措置について述べたものである。この応急措置を講ずべき物質として、最も適当なものを一つ選びなさい。

漏えいした場所の周辺にはロープを張るなどして人の立入りを禁止する。作業の際には必ず保護具を着用し、風下で作業をしない。漏えいした液は土砂等でその流れを止め、安全な場所に導き、できるだけ空容器に回収し、そのあとを徐々に注水してある程度希釈した後、水酸化カルシウム等の水溶液で処理し、多量の水で洗い流す。発生する気体は霧状の水をかけて吸収させる。この場合、濃厚な廃液が河川等に排出されないよう注意する。

- ☑ 1. クロロホルム
- 2. シアン化カリウム
- 3. 酢酸エチル
- 4. アニリン
- 5. 弗〔ふっ〕化水素酸

【1】2

〔解説〕A．取締法第2条（定義）第1項。

B．取締法第2条（定義）第3項。

C．「医薬部外品及び化粧品以外」⇒「医薬品及び医薬部外品以外」。取締法第2条（定義）第2項。

【2】5

〔解説〕A．毒物又は劇物を販売又は授与の目的で輸入する場合は、毒物又は劇物の「輸入業の登録が必要」である。取締法第3条（毒物劇物の禁止規定）第2項。

B．取締法第3条（毒物劇物の禁止規定）第1項。

C．毒物劇物製造業者が、自ら製造した毒物を毒物劇物営業者に販売する場合は、販売業の登録を受ける「必要がない」。取締法第3条（毒物劇物の禁止規定）第3項。

【3】2

〔解説〕A．毒物又は劇物を販売又は授与の目的で製造する場合は、製造業の登録を必要とするが、自家消費の場合は製造業の登録は「必要ない」。取締法第3条（毒物劇物の禁止規定）第1項。

B．薬局の開設者であっても、販売業の登録を「受けなければ」毒物又は劇物を販売することはできない。取締法第3条（毒物劇物の禁止規定）第3項。

C．販売業は登録の種類により販売できる品目が定められているが、一般販売業の登録を受けた者は販売品目の制限が定められていないため、農業用品目を含む全ての毒物劇物を「販売できる」。取締法第4条の2（販売業の登録の種類）第1号、取締法第4条の3（販売品目の制限）第1項、第2項。

【4】1

〔解説〕A．取締法第3条の2（特定毒物の禁止規定）第5項。

B．取締法第3条の2（特定毒物の禁止規定）第1項。

C．取締法第3条の2（特定毒物の禁止規定）第11項。

【5】5

〔解説〕取締法第3条の3（シンナー乱用の禁止）。

> （A：興奮）、幻覚又は麻酔の作用を有する毒物又は劇物（これらを含有する物を含む。）であって政令で定めるものは、みだりに摂取し、若しくは（B：吸入）し、又はこれらの目的で（C：所持）してはならない。

【6】3

〔解説〕A．取締法第4条（営業の登録）第2項。

B．複数店舗において毒物又は劇物の販売業の登録を受けようとする者は、店舗ごとに登録を受ける「必要がある」。取締法第4条（営業の登録）第2項。

C．施行令第35条（登録票又は許可証の書換え交付）第1項。

【7】1

〔解説〕A＆B．施行規則第4条の4（製造所等の設備）第1項第1号。順に、ロ、イ。

C．施行規則第4条の4（製造所等の設備）第1項第2号イ、第2項。

【8】4

〔解説〕A．農業用品目毒物劇物取扱者試験に合格した者は、厚生労働省令で規定する「農業用品目のみを取り扱う輸入業の営業所、農業用品目販売業の店舗」において毒物劇物取扱責任者となることができる。従って、製造所では毒物劇物取扱責任者になることはできない。取締法第8条（毒物劇物取扱責任者の資格）第4項。

B．取締法第8条（毒物劇物取扱者試験の資格）第1項第2号。

C．取締法第8条（毒物劇物取扱者試験の資格）第1項第3号、第2項第1号。

【9】5

〔解説〕A．毒物劇物営業者は、自らが毒物劇物取扱責任者として、毒物又は劇物による保健衛生上の危害の防止に「当たることができる」。取締法第7条（毒物劇物取扱責任者）第1項。

B．毒物劇物取扱責任者を置かなければならないのは、毒物又は劇物を直接に取り扱う製造所、営業所又は店舗である。研究所は対象外。取締法第7条（毒物劇物取扱責任者）第1項。

C．取締法第7条（毒物劇物取扱責任者）第2項。

【10】2

〔解説〕A＆C．取締法第10条（届出）第1項第1号、第3号、施行規則第10条の2（営業者の届出事項）第2号。

B．販売業（農業用品目販売業及び特定品目販売業を除く）は全ての毒物劇物が販売対象となるため、品目を変更したときの届出は不要。取締法第4条の2（販売業の登録の種類）第1号、取締法第4条の3（販売品目の制限）第1項、第2項、取締法第6条（登録事項）第2号。

D．営業を休止したときの届出は不要。

【11】4

〔解説〕A．「黒地に白色」⇒「赤地に白色」。取締法第12条（毒物又は劇物の表示）第
1項。

B．劇物の容器及び被包に、「白地に赤色」をもって「劇物」の文字を表示しな
ければならない。「医薬用外」の文字については、容器及び被包に表示する必
要はあるが、文字と地の色の指定はない。取締法第12条（毒物又は劇物の表
示）第1項。

C．取締法第12条（毒物又は劇物の表示）第3項。

【12】5

〔解説〕取締法第12条（毒物又は劇物の表示）第2項第3号、施行規則第11条の5（解
毒剤に関する表示）。

【13】5

〔解説〕施行規則第11条の6（取扱及び使用上特に必要な表示事項）第2号イ。

1．法令で定められている表示事項に該当しない。

2．毒物劇物取扱責任者の氏名は、直接の容器又は直接の被包を開いて毒物又
は劇物を販売、授与するときの表示事項である。施行規則第11条の6（取扱
及び使用上特に必要な表示事項）第4号。

3＆4．いずれも、DDVPを含有する衣料用の防虫剤に表示しなければならな
い事項である。施行規則第11条の6（取扱及び使用上特に必要な表示事項）
第3号ロ、ハ。

【14】2

〔解説〕A＆C．取締法第14条（毒物又は劇物の譲渡手続）第1項第2〜3号。

B＆D．販売の方法や譲受人の年齢は、記載事項に含まれていない。

【15】3

〔解説〕A．取締法第15条（毒物又は劇物の交付の制限等）第2項、施行令第32条の3
（発火性又は爆発性のある劇物）。ナトリウムのほか、ピクリン酸、塩素酸塩
類及びこれを含有する製剤（塩素酸塩類35％以上を含有するものに限る）、亜
塩素酸ナトリウム及びこれを含有する製剤（亜塩素酸ナトリウム30％以上含
有するものに限る）が定められている。

B．「6年間」⇒「5年間」。取締法第15条（毒物又は劇物の交付の制限等）第
4項。

C．取締法第15条（毒物又は劇物の交付の制限等）第1項第3号。トルエンに
限らず、毒物劇物営業者は麻薬、大麻、あへん又は覚せい剤の中毒者に毒物
又は劇物を交付してはならない。

【16】3

〔解説〕A＆B．1人の運転者による連続運転時間が4時間（<u>高速道路等のSA又はPA</u><u>等に駐車又は停車できないため、やむを得ず1人の運転者による連続運転時</u><u>間が4時間を超える場合は4時間30分</u>）を超える場合は、交替して運転させる者を同乗させなければならない。施行令第40条の5（運搬方法）第2項第1号、施行規則第13条の4（交替して運転する者の同乗）第1号。

> 施行規則第13条の4第1号は、法改正により令和6年4月1日から下線部の記述へ変更される（法改正前は「運転者1名による連続運転時間が4時間を超える場合」）ため、注意が必要。

C．「1人分」⇒「2人分以上」。施行令第40条の5（運搬方法）第2項第3号。

D．施行令第40条の5（運搬方法）第2項第4号。

【17】5

〔解説〕A．揮発性の劇物は、「保健衛生上」の危害を生ずるおそれがない場所で、「少量ずつ放出し、又は揮発させる」こと。施行令第40条（廃棄の方法）第2号。

B．施行令第40条（廃棄の方法）第3号。

C．「地下50cm」⇒「地下1m以上」。施行令第40条（廃棄の方法）第4号。

【18】2

〔解説〕取締法第17条（事故の際の措置）第1項。

> 　毒物劇物営業者及び（A：特定毒物研究者）は、その取扱いに係る毒物若しくは劇物又は第11条第2項の政令で定める物が飛散し、漏れ、流れ出し、染み出し、又は地下に染み込んだ場合において、不特定又は多数の者について（B：保健衛生上）の危害が生ずるおそれがあるときは、直ちに、その旨を（C：保健所、警察署又は消防機関）に届け出るとともに、（B：保健衛生上）の危害を防止するために必要な応急の措置を講じなければならない。

【19】3

〔解説〕取締法第21条（登録が失効した場合等の措置）第1項。

> 　毒物劇物営業者、特定毒物研究者又は特定毒物使用者は、その営業の登録若しくは特定毒物研究者の許可が効力を失い、又は特定毒物使用者でなくなったときは、（A：15日）以内に、毒物劇物営業者にあってはその製造所、営業所又は店舗の所在地の都道府県知事（（略））に、特定毒物研究者にあってはその主たる研究所の所在地の都道府県知事（（略））に、特定毒物使用者にあっては都道府県知事に、それぞれ現に所有する（B：特定毒物）の品名及び（C：数量）を届け出なければならない。

【20】1

〔解説〕A～C．取締法第22条（業務上取扱者の届出等）第1項、施行令第41条、第42条（業務上取扱者の届出）各号。

【21】2

〔解説〕A & D. 四塩化炭素 CCl_4（正四面体形）、二酸化炭素 CO_2（直線形）は、いずれも無極性分子である。

　　　B & C. 塩化水素 HCl（直線形）、水 H_2O（折れ線形）は、いずれも極性分子である。

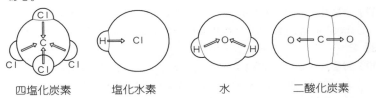

四塩化炭素　　　塩化水素　　　　水　　　　二酸化炭素

【22】3

〔解説〕金属の単体が水溶液中で電子を失い、陽イオンになろうとする性質のことをイオン化傾向という。イオン化傾向の大きな金属ほど、酸化されやすく反応性が大きい。

　　　イオン化傾向が極めて大きく、常温でも水と激しく反応する［リチウムLi］［カリウムK］［カルシウムCa］［ナトリウムNa］は覚えておく必要がある。なお、アルミニウムAlは高温の水蒸気と反応するが、ニッケルNiは水とは反応しない。

【23】4

〔解説〕塩素原子 $^{37}_{17}Cl$ は、質量数が37、原子番号が17であることを表す。「原子番号＝陽子の数＝電子の数」であるため、陽子と電子はそれぞれ17、「質量数＝陽子の数＋中性子の数」であるため、中性子の数は37−17＝20となる。

【24】3

〔解説〕金属のうち水銀Hgの単体のみ、常温常圧において液体である。

【25】2

〔解説〕A. カリウムKはアルカリ金属と呼ばれ、1価の「陽イオン」になりやすい。

　　　B. 臭素Brはハロゲンと呼ばれ、「1価」の陰イオンになりやすい。

【26】2

〔解説〕たんぱく質に、濃硝酸を加えて加熱すると黄色になる反応を（キサントプロテイン反応）という。

　　　1. エステル反応…カルボン酸「R−COOH」とアルコールから水分子が取れて縮合し、エステルを生成する反応。

　　　3. ロビンソン反応…ロビンソン環化反応ともいい、α, β−不飽和ケトンとケトンを塩基性条件下で反応させると、共役付加、アルドール、脱水の3つの反応が起こる反応。

4．ビウレット反応…タンパク質水溶液に水酸化ナトリウム水溶液を加えて塩
　　　基性にした後、少量の硫酸銅（Ⅱ）水溶液を加えると赤紫色になる反応。
　　5．銀鏡反応…アルデヒドにアンモニア性硝酸銀水溶液を加えて温めると、銀
　　　を析出する反応。

【27】5

〔解説〕水酸化ナトリウムNaOHの分子量は、23＋16＋1＝40であるため、40g＝1
　　　molとなる。従って、水酸化ナトリウム10gでは、10／40＝0.25mol となる。

【28】2

〔解説〕質量パーセント濃度10％の塩化ナトリウム水溶液50gに含まれる塩化ナトリウ
　　　ム（溶質）は、0.1×50＝5gである。10gの塩化ナトリウムを加えると、全体
　　　の溶質は15gとなる。加える水の量を x gとすると、次の等式が成り立つ。

$$質量パーセント濃度（\%）＝\frac{溶質の質量（g）}{溶液の質量（g）}×100$$

$$15\%＝\frac{5g＋10g}{50g＋10g＋x g}×100$$

$$15×（60＋x）＝1500$$

$$15x＝600$$

$$x＝40（g）$$

【29】4

〔解説〕中和反応式：$H_2SO_4＋2KOH \longrightarrow K_2SO_4＋2H_2O$
　　　希硫酸は2価の酸、水酸化カリウムは1価の塩基であり、求める濃度を x mol/L
　　　とすると、次の等式が成り立つ。
　　　$2×x$ mol/L ×（25mL／1000mL）＝ 1 ×0.50mol/L×（30mL／1000mL）
　　　両辺に1000をかける。　$2x$ mol/L ×25mL ＝0.50mol/L× 30mL

$$50x＝15$$

$$x＝0.30（mol/L）$$

【30】5

〔解説〕中和反応式：$HCl＋NaOH \longrightarrow NaCl＋H_2O$
　　　塩酸HClは1価の酸、水酸化ナトリウムは1価の塩基であるため、1：1の割
　　　合で中和反応が生じるとわかる。
　　　①塩酸から生じる水素イオンH^+と、水酸化ナトリウムから生じる水酸化物イオ
　　　ンOH^-の物質量を求めると、次のとおりとなる。
　　　$[H^+]＝1×1.0×10^{-2}$ （mol/L）×（10mL／1000mL）
　　　　　　$＝1.0×10^{-2}×0.01$
　　　　　　$＝1.0×10^{-4}$ （mol）

$$[OH^+] = 1 \times 1.0 \times 10^{-3} \,(mol/L) \times (10mL / 1000mL)$$
$$= 1.0 \times 10^{-3} \times 0.01$$
$$= 1.0 \times 10^{-5} \,(mol)$$

②①より、OH^+よりH^+の物質量が多いことがわかる。溶けきれずに余った水素イオンH^+（溶質）の物質量を求めると、次のとおりとなる。

$$[HCl の H^+] - [NaOH の OH^-] = (1.0 \times 10^{-4}) - (1.0 \times 10^{-5})$$
$$= 0.0001 - 0.00001$$
$$= 0.00009 \Rightarrow 9.0 \times 10^{-5} \,(mol)$$

従って、塩酸10mLと水酸化ナトリウム10mLの混合溶液20mLの中には、水素イオンH^+が、9.0×10^{-5}mol分含まれる。

③②で求めた溶質の物質量を1L（1000mL）あたりのモル濃度に変換する。

$$モル濃度 = \frac{溶質の物質量（mol）}{溶液の体積（L）} = \frac{9.0 \times 10^{-5}mol}{20mL / 1000mL}$$
$$= 9.0 \times 10^{-5} / 0.02$$
$$= 0.0045 \Rightarrow 4.5 \times 10^{-3} \,(mol/L)$$

4.5×10^{-3}mol/Lを水素イオン濃度に変換すると、次のとおりとなる。

$$pH = -\log [H^+] = -\log (4.5 \times 10^{-3})$$
$$= -\log 4.5 - (-3)$$

$\log 4.5 = 0.65$を代入すると、$pH = -0.65 + 3 = 2.35$

※以下、物質名の後や文章中に記載されている ［ ］ は、物質を見分ける際に特徴となるキーワードを表す。

【31】 A…4 B…3 C…1 D…5 E…2

〔解説〕 A．クロロホルム$CHCl_3$［純品は空気と日光によって変質］［少量のアルコールを加えて分解を防止］

B．シアン化ナトリウム$NaCN$［少量ならばガラス瓶］［多量ならばブリキ缶又は鉄ドラム］［酸類とは離す］

C．ピクリン酸$C_6H_2(OH)(NO_2)_3$［硫黄、ヨード、ガソリン、アルコール等と離して保管］［金属容器を使用しない］

D．カリウムK［通常石油中に貯蔵］

E．四塩化炭素CCl_4［亜鉛または錫メッキをした鋼鉄製容器］［蒸気は空気より重く、低所に滞留］

【32】A…3　B…1　C…2　D…5　E…4

〔解説〕A．メチルエチルケトン $C_2H_5COCH_3$［液の表面を泡で覆う］

　　　　B．水酸化バリウム $Ba(OH)_2$［希硫酸にて中和］

　　　　C．塩化第二金 $AuCl_3$［炭酸ナトリウム（ソーダ灰）、水酸化カルシウム（消石灰）等の水溶液を用いて処理］［食塩水を用いて処理］

　　　　D．黄燐 P_4［土砂又は多量の水で覆う］［水を満たした空容器に回収］

　　　　E．クロルピクリン $CCl_3(NO_2)$［風にさらして蒸発］［至急関係先に連絡］［専門家の指示により処理］

【33】A…1　B…5　C…3　D…4　E…2

〔解説〕A．砒素 As…固化隔離法［セメントを用いて固化］

　　　　B．水酸化カリウム KOH…中和法［酸（希塩酸、希硫酸など）で中和］［多量の水で希釈］

　　　　C．塩素酸カリウム $KClO_3$…還元法［還元剤（例えばチオ硫酸ナトリウム等）の水溶液］［希硫酸を加えて酸性］

　　　　D．フェンチオン（MPP）$C_{10}H_{15}O_3PS_2$…燃焼法［可燃性溶剤］［焼却炉の火室へ噴霧］

　　　　E．ホスゲン $COCl_2$…アルカリ法［多量の水酸化ナトリウム水溶液（10％程度）］［撹拌しながら少量ずつガスを吹き込み分解］

【34】A…5　B…4　C…1　D…2

〔解説〕A．モノフルオール酢酸ナトリウム $CH_2FCOONa$［殺鼠剤］

　　　　B．硅弗化亜鉛 $ZnSiF_6$［木材防腐剤］

　　　　C．メタクリル酸 $CH_2＝C(CH_3)COOH$［熱硬化性塗料］［皮革処理剤］

　　　　D．トルエン $C_6H_5CH_3$［爆薬の原料］

　　　　選択肢3は［せっけんの製造］［試薬］から、水酸化ナトリウム NaOH が考えられる。

【35】2

〔解説〕ホルマリン HCHO aq［ホルムアルデヒド HCHO の水溶液］［メタノール等を添加］［無色透明の液体］［刺激臭］

　　　　2．空気中で一部「酸化」され、蟻酸 HCOOH を生じる。

【36】A…1　B…4

〔解説〕重クロム酸カリウム $K_2Cr_2O_7$ は、（A：橙赤色）の結晶で水に溶けやすく、強力な（B：酸化剤）である。

【37】A…2　B…2

〔解説〕ジクワット $C_{12}H_{12}Br_2N_2$ は、（A：淡黄色）の吸湿性結晶である。アルカリ溶液で薄める場合には、2～3時間以上貯蔵できない。（B：除草剤）として用いる。

【38】A…2　B…4　C…3　D…5　E…1

〔解説〕A．硫酸亜鉛 $ZnSO_4・7H_2O$ ［硫化水素を通じると白色の沈殿（硫化亜鉛 ZnS）］［塩化バリウムを加えると白色の沈殿（硫酸バリウム $BaSO_4$）］

　　　　B．セレン Se［無水炭酸ナトリウムの粉末］［特有のニラ臭］［冷えると赤色の塊］［濃硫酸を加えると緑色］

　　　　C．硫酸第一錫 $SO_4・Sn$［吹管炎で熱灼］［白色の粒状］

　　　　D．ナトリウム Na［白金線に試料を付けて溶融炎で熱す］［炎の色は黄色］［コバルトの色ガラスを通して見ると炎は見えなくなる］

　　　　E．二塩化鉛 PbO_2［希塩酸で白金線を湿す］［炎の色は淡青色］［コバルトの色ガラスを通して見ると淡紫色］

【39】5

〔解説〕弗化水素酸 HF aq［水酸化カルシウム（消石灰）等の水溶液で処理］［発生する気体は霧状の水をかけて吸収］

　　　　1．クロロホルム $CHCl_3$ のような水に溶けにくいものは、［中性洗剤等の分散剤］で洗い流す。

　　　　2．シアン化カリウム KCN などのシアン化合物は、［水酸化ナトリウムや炭酸ナトリウム（ソーダ灰）等の水溶液を散布してアルカリ性（pH11以上）］として、［酸化剤の水溶液で酸化処理］する。

　　　　3．酢酸エチル $CH_3COOC_2H_5$ のような引火性が強いものは、［液の表面を泡で覆う］。

　　　　4．アニリン $C_6H_5NH_2$ は、［漏えいした液を土砂等に吸着］させて［空き容器に回収］し、そのあと［多量の水で洗い流す］。

一般受験者数・合格率《参考》	受験者数（人）	合格者数（人）	合格率（%）
	58	17	29.3

〔毒物及び劇物に関する法規〕

【1】次のうち、毒物及び劇物取締法第2条の条文として、正しいものを1つ選び
なさい。

☑ 1．この法律で「毒物」とは、別表第1に掲げる物であって、医薬品及び医薬
部外品であるものをいう。

2．この法律で「毒物」とは、別表第2に掲げる物であって、医薬品及び医薬
部外品であるものをいう。

3．この法律で「毒物」とは、別表第1に掲げる物であって、医薬品及び医薬
部外品以外のものをいう。

4．この法律で「毒物」とは、別表第2に掲げる物であって、医薬品及び医薬
部外品以外のものをいう。

【2】次のうち、毒物又は劇物の販売業に関する記述として、正しいものを1つ選
びなさい。

☑ 1．登録は、毒物又は劇物の販売を行う店舗ごとに行う。

2．登録は、5年ごとに更新を受けなければ、その効力を失う。

3．登録は、地方厚生局長が行う。

4．一般販売業の登録を受けた者は、農業用品目又は特定品目を販売すること
ができない。

【3】次のうち、毒物及び劇物取締法第3条の4に基づく、引火性、発火性又は爆
発性のある毒物又は劇物であって政令で定めるものとして、正しいものを1つ選
びなさい。

☑ 1．トルエン

2．カリウム

3．黄燐

4．ピクリン酸

5．塩素酸ナトリウム30%を含有する製剤

【4】特定毒物に関する記述の正誤について、正しい組み合わせを1つ選びなさい。

A．特定毒物を輸入することができるのは、特定毒物研究者のみである。

B．特定毒物使用者は、特定毒物を品目ごとに政令で定める用途以外の用途に供してはならない。

C．特定毒物を所持することができるのは、特定毒物研究者又は特定毒物使用者のみである。

D．特定毒物研究者は、特定毒物を学術研究以外の用途に供してはならない。

	A	B	C	D
☑ 1．	正	誤	誤	誤
2．	誤	誤	正	正
3．	正	正	正	誤
4．	誤	正	誤	正

【5】次のうち、毒物又は劇物の販売業の店舗の設備に関する基準として、誤っているものを1つ選びなさい。

☑ 1．毒物又は劇物を貯蔵する場所に、換気口を備え、手洗いの設備があること。

2．貯水池その他容器を用いないで毒物又は劇物を貯蔵する設備は、毒物又は劇物が飛散し、地下にしみ込み、又は流れ出るおそれがないものであること。

3．毒物又は劇物の運搬用具は、毒物又は劇物が飛散し、漏れ、又はしみ出るおそれがないものであること。

4．毒物又は劇物を陳列する場所に、かぎをかける設備があること。

【6】毒物と劇物の組み合わせとして、正しいものを1つ選びなさい。

	毒物	劇物
☑ 1．	クロロホルム	ニコチン
2．	四アルキル鉛	硝酸
3．	水銀	シアン化ナトリウム
4．	水酸化カリウム	ロテノン

【7】次の記述は、毒物及び劇物取締法第8条第2項の条文である。（　）にあてはまる字句として、正しいものを1つ選びなさい。

次に掲げる者は、前条の毒物劇物取扱責任者となることができない。

一　略

二　略

三　麻薬、大麻、（A）又は覚せい剤の中毒者

四　毒物若しくは劇物又は薬事に関する罪を犯し、罰金以上の刑に処せられ、その執行を終り、又は執行を受けることがなくなった日から起算して（B）を経過していない者

☑　A　1．コカイン　　　2．あへん　　　3．向精神薬
　　　　4．シンナー　　　5．指定薬物

☑　B　1．1年　　　　　2．2年　　　　3．3年
　　　　4．4年　　　　　5．5年

【8】毒物又は劇物の譲渡手続に関する記述の正誤について、正しい組み合わせを1つ選びなさい。

A．毒物劇物営業者は、毒物又は劇物の譲渡手続に係る書面を、販売又は授与の日から3年間、保存しなければならない。

B．毒物劇物営業者が、毒物又は劇物を毒物劇物営業者以外の者に販売し、又は授与する場合、毒物又は劇物の譲渡手続に係る書面には、譲受人の押印が必要である。

C．毒物劇物営業者が、毒物又は劇物を毒物劇物営業者以外の者に販売し、又は授与する場合、毒物又は劇物を販売又は授与した後に、譲受人から毒物又は劇物の譲渡手続に係る書面の提出を受けなければならない。

D．毒物又は劇物の譲渡手続に係る書面には、毒物又は劇物の名称及び数量、販売又は授与の年月日並びに譲受人の氏名、職業及び住所（法人にあっては、その名称及び主たる事務所の所在地）を記載しなければならない。

	A	B	C	D
☑ 1.	正	誤	誤	誤
2.	誤	誤	正	正
3.	正	正	正	誤
4.	誤	正	誤	正

【9】毒物劇物営業者が行う毒物又は劇物の表示に関する記述の正誤について、正しい組み合せを1つ選びなさい。

A．劇物の容器及び被包には「医薬用外」の文字を必ずしも記載する必要はないが、毒物の容器及び被包には「医薬用外」の文字を記載する必要がある。

B．劇物の容器及び被包に、白地に赤色をもって「劇物」の文字を表示しなければならない。

C．毒物の容器及び被包に、黒地に白色をもって「毒物」の文字を表示しなければならない。

D．特定毒物の容器及び被包に、白地に黒色をもって「特定毒物」の文字を表示しなければならない。

	A	B	C	D
1.	正	誤	正	正
2.	誤	正	誤	誤
3.	正	正	誤	正
4.	誤	誤	正	誤

【10】次の記述は、毒物及び劇物取締法第12条第2項の条文である。（　）にあてはまる字句として、正しいものの組み合わせを1つ選びなさい。

毒物劇物営業者は、その容器及び被包に、次に掲げる事項を表示しなければ、毒物又は劇物を販売し、又は授与してはならない。

一　毒物又は劇物の名称

二　（A）

三　厚生労働省令で定める毒物又は劇物については、それぞれ厚生労働省令で定めるその（B）の名称

四　毒物又は劇物の取扱及び使用上特に必要と認めて、厚生労働省令で定める事項

	A	B
1.	毒物又は劇物の成分及びその含量	中和剤
2.	使用期限及び製造番号	中和剤
3.	毒物又は劇物の成分及びその含量	解毒剤
4.	使用期限及び製造番号	解毒剤

【11】 毒物又は劇物の廃棄に関する記述の正誤について、正しい組み合わせを1つ選びなさい。

A．廃棄の方法について政令で定める技術上の基準に従わなければ、廃棄してはならない。

B．ガス体又は揮発性の毒物又は劇物は、技術上の基準として、保健衛生上危害を生ずるおそれがない場所で、少量ずつ放出し、又は揮発させること。

C．可燃性の毒物又は劇物は、技術上の基準として、保健衛生上危害を生ずるおそれがない場所で、少量ずつ燃焼させること。

	A	B	C
☑ 1.	正	正	正
2.	正	正	誤
3.	誤	誤	正
4.	誤	誤	誤

【12】 次のうち、毒物劇物取扱責任者に関する記述として、誤っているものを1つ選びなさい。

☑ 1．毒物劇物販売業者は、毒物又は劇物を直接に取り扱う店舗ごとに、専任の毒物劇物取扱責任者を置かなければならない。

2．毒物又は劇物の製造業と販売業を併せて営む場合に、その製造所と店舗が互いに隣接しているとき、毒物劇物取扱責任者はこれらの施設を通じて1人で足りる。

3．毒物劇物販売業者は、自らが毒物劇物取扱責任者として毒物又は劇物による保健衛生上の危害の防止に当たる店舗には、毒物劇物取扱責任者を置く必要はない。

4．毒物劇物営業者は、毒物劇物取扱責任者を変更するときは、あらかじめその毒物劇物取扱責任者の氏名を届け出なければならない。

【13】 毒物及び劇物取締法第10条の規定に基づき、毒物劇物営業者が30日以内に届け出なければならないこととして、正しいものの組み合わせを1つ選びなさい。

A．法人の場合、法人の代表取締役を変更したとき

B．登録品目である毒物の製造を廃止したとき

C．登録品目である劇物の輸入量を変更したとき

D．毒物又は劇物の貯蔵設備の重要な部分を変更したとき

☑ 1．A、B　　　2．A、C
　　3．B、D　　　4．C、D

【14】 毒物劇物営業者が、特定毒物使用者に譲り渡す際に基準が定められている
特定毒物の着色として、正しいものを1つ選びなさい。

☑ A．モノフルオール酢酸アミドを含有する製剤
☑ B．ジメチルエチルメルカプトエチルチオホスフェイトを含有する製剤

1．黒色　　　2．紅色　　　3．青色
4．黄色　　　5．緑色

【15】 1回に1,000kgを超えて毒物又は劇物を車両を使用して運搬する場合で、当
該運搬を他に委託するとき、荷送人が運送人に対し、あらかじめ交付しなければ
ならない書面の内容の正誤について、正しい組み合わせを1つ選びなさい。

A．毒物又は劇物の名称
B．毒物又は劇物の用途
C．毒物又は劇物の数量
D．事故の際に講じなければならない応急の措置の内容

	A	B	C	D
☑ 1.	誤	正	誤	正
2.	正	誤	正	正
3.	正	誤	正	誤
4.	誤	正	誤	誤

【16】 次の記述は、毒物及び劇物取締法第17条の条文である。（　）にあてはまる
字句として、正しいものを1つ選びなさい。

　毒物劇物営業者及び特定毒物研究者は、その取扱いに係る毒物若しくは劇物又
は第11条第2項の政令で定める物が飛散し、漏れ、流れ出し、染み出し、又は地
下に染み込んだ場合において、不特定又は多数の者について保健衛生上の危害が
生ずるおそれがあるときは、（A）、その旨を（B）に届け出るとともに、保健衛
生上の危害を防止するために必要な応急の措置を講じなければならない。

　2　略

☑ A　1．直ちに　　　　　　2．速やかに　　　　　3．遅滞なく
　　　4．24時間以内に　　　5．48時間以内に
☑ B．1．保健所又は警察署
　　　2．市町村役場又は警察署
　　　3．保健所、警察署又は消防機関
　　　4．市町村役場、警察署又は消防機関
　　　5．保健所、市町村役場、警察署又は消防機関

【17】次のうち、毒物及び劇物取締法第18条に基づく立入検査等に関する記述として、誤っているものを１つ選びなさい。

☑ 1. 都道府県知事は、保健衛生上必要があると認めるときは、毒物劇物監視員に、特定毒物研究者の研究所に立ち入り、帳簿その他の物件を検査させることができる。

2. 都道府県知事は、保健衛生上必要があると認めるときは、毒物劇物監視員に、毒物劇物販売業者の店舗に立ち入り、試験のため必要な最小限度の分量に限り、毒物、劇物、毒物及び劇物取締法第11条第２項の政令で定める物若しくはその疑いのある物を収去させることができる。

3. 都道府県知事は、犯罪捜査のために必要があると認めるときは、毒物劇物製造業者から必要な報告を徴することができる。

4. 毒物劇物監視員は、その身分を示す証票を携帯し、関係者の請求があるときは、これを提示しなければならない。

〔基礎化学〕

【18】次の記述について、（　）の中に入れるべき字句として、正しいものを１つ選びなさい。

1.7×10^{-4}g は（　）μg である。

☑ 1. 1.7×10^{-7}　　　2. 1.7×10^{-6}　　　3. 1.7×10^{-1}
4. 1.7×10^{2}　　　5. 1.7×10^{3}

【19】次の記述について、（　）の中に入れるべき字句として、正しいものを１つ選びなさい。

分子式 C_6H_{14} をもつ物質の構造異性体の数は（　）である。

☑ 1. 2つ　　　2. 3つ　　　3. 4つ
4. 5つ　　　5. 6つ

【20】次の記述について、（ ）の中に入れるべき字句として、正しいものを1つ選びなさい。

Ag^+、Cd^{2+}、Ba^{2+}の3種類の金属イオンを含む混合溶液を下図の順に処理したとき、沈殿物Bの色は（ ）である。

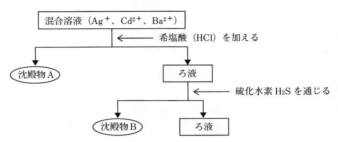

☐ 1．白色 　　　 2．黒色 　　　 3．褐色
　　 4．灰緑色 　　 5．黄色

【21】次の記述について、（ ）の中に入れるべき字句として、正しいものを1つ選びなさい。

亜鉛に希硫酸を加えると発生する気体は（ ）である。

☐ 1．一酸化炭素 　　 2．窒素 　　　　　 3．メタン
　　 4．水素 　　　　　 5．二酸化炭素

【22】次の記述について、（ ）の中に入れるべき字句として、正しいものを1つ選びなさい。

アルカンは（ ）である。

☐ 1．アセチレン 　　 2．ベンゼン 　　 3．ノナン
　　 4．1－ブテン 　　 5．エチレン

【23】次の記述について、（ ）の中に入れるべき字句として、正しいものを1つ選びなさい。

NaH（水素化ナトリウム）中のHの酸化数は（ ）である。

☐ 1．−2 　　 2．−1 　　　 3．0
　　 4．+1 　　 5．+2

【24】次の記述について、（　）の中に入れるべき字句として、正しいものを1つ選びなさい。

塩酸や希硫酸とは反応しないが、酸化力のある濃硝酸には、二酸化窒素を発生して溶ける物質は（　）である。

☑　1．Cu　　　2．Ni　　　3．Zn
　　4．Al　　　5．K

【25】次の記述について、（　）の中に入れるべき字句として、正しいものを1つ選びなさい。

第一イオン化エネルギーが最も大きい原子は（　）である。

☑　1．F　　　2．H　　　3．He
　　4．Ar　　　5．K

【26】次の記述について、（　）の中に入れるべき字句として、正しいものを1つ選びなさい。

二価アルコールは（　）である。

☑　1．エタノール　　　　2．2－プロパノール　　　3．エチレングリコール
　　4．2－ブタノール　　　5．グリセリン

【27】次の記述について、（　）の中に入れるべき字句として、正しいものを1つ選びなさい。

極性分子は（　）である。

☑　1．二酸化炭素　　　2．四塩化炭素　　　3．メタン
　　4．塩化水素　　　　5．塩素

【28】次の記述について、（　）の中に入れるべき字句として、正しいものを1つ選びなさい。

ナトリウム原子（$_{11}$Na）の最外殻電子の数は（　）である。

☑　1．0個　　　2．1個　　　3．2個
　　4．7個　　　5．8個

【29】次の化学反応の速さと平衡に関する記述のうち、正しいものを1つ選びなさい。

☑ 1. 反応物の濃度は、化学反応の速さに影響をあたえない。

2. 温度は、化学反応の速さに影響をあたえない。

3. 反応物が、活性化状態に達し、活性錯体1molを形成するのに必要な最小のエネルギーのことを活性化エネルギーという。

4. 反応の前後において、自身が変化し、他の化学反応の速さを変化させる物質のことを触媒という。

【30】次の法則に関する記述のうち、正しいものを1つ選びなさい。

☑ 1. 電気分解では、変化する物質の物質量は通じた電気量に反比例する。これをファラデーの法則という。

2. 圧力一定のとき、一定量の気体の体積は絶対温度に反比例する。これをシャルルの法則という。

3. 溶解度が小さい気体の場合、一定温度で一定量の溶媒に溶ける気体の物質量は、その気体の圧力に比例する。これをヘンリーの法則という。

4. 化学反応の前後において、物質の総質量は変化しない。これをアボガドロの法則という。

【31】次のコロイドに関する記述のうち、正しいものを1つ選びなさい。

☑ 1. 疎水コロイドに少量の電解質を加えたとき、沈殿が生じる現象を塩析という。

2. コロイド溶液の側面から強い光を当てると、光が散乱され、光の通路が輝いて見える現象をブラウン運動という。

3. コロイド溶液に直流電圧をかけると、陽極又は陰極にコロイド粒子が移動する現象を電気泳動という。

4. 熱運動によって溶媒分子がコロイド粒子に衝突するために、コロイド粒子が不規則に動く現象をチンダル現象という。

【32】次の酸化還元反応に関する記述のうち、正しいものを1つ選びなさい。

☑ 1. 酸化と還元は、必ず同時に起こる。

2. 物質が反応により酸素と化合したとき、その物質は還元されたという。

3. 原子又はイオンが電子を受け取ったとき、その原子又はイオンは酸化されたという。

4. 物質が反応により水素を失ったとき、その物質は還元されたという。

【33】 次のアニリンに関する記述のうち、誤っているものを1つ選びなさい。

☐ 1．アミノ基を有する塩基であるが、塩基性は弱く、赤リトマス紙を青変させることができない。

2．ニトロベンゼンをスズと濃塩酸を作用させて酸化し、アニリン塩酸塩を得た後、続いて強塩基を加えることで得られる。

3．硫酸酸性の二クロム酸カリウム水溶液を加えて加熱し十分に酸化すると、黒色の物質（アニリンブラック）が得られる。

4．希塩酸に溶かして氷冷したものに、亜硝酸ナトリウム水溶液を加えると、ジアゾ化が起こり、塩化ベンゼンジアゾニウムが得られる。

【34】 鉛とその化合物に関する記述のうち、正しいものを1つ選びなさい。

☐ 1．鉛は元素記号Pbで表され、典型元素に分類される金属である。

2．鉛蓄電池の負極には、二酸化鉛が使用される。

3．酢酸鉛（Ⅱ）三水和物は黄色の結晶であり、少し甘味を持つので鉛糖ともよばれるが、極めて有毒である。

4．鉛（Ⅱ）イオンを含む水溶液に、塩酸や希硫酸を加えると、いずれも黒色の塩化鉛（Ⅱ）、硫酸鉛（Ⅱ）が沈殿する。

【35】 水酸化カルシウム（$Ca(OH)_2$）222×10^{-3}gを用いて、2Lの水溶液を作った。この水溶液の水酸化カルシウムのモル濃度として最も近い値を1つ選びなさい。（水溶液は20℃、原子量：H＝1、O＝16、Ca＝40とする。）

☐ 1．0.167×10^{-3}mol/L　　2．0.667×10^{-3}mol/L　　3．1.50×10^{-3}mol/L
4．1.95×10^{-3}mol/L　　5．6.00×10^{-3}mol/L

【36】 2.10gの炭酸水素ナトリウムを加熱し、完全に熱分解したときに発生する二酸化炭素は標準状態で何Lか。正しいものを1つ選びなさい。ただし、このとき起こる反応は次の化学反応式で表されるものとし、標準状態での気体1molの体積は、22.4Lとする。（式量：$NaHCO_3$＝84.0とする。）

《化学反応式》　$2\,NaHCO_3 \longrightarrow Na_2CO_3 + H_2O + CO_2$

☐ 1．0.140L　　2．0.280L　　3．0.560L　　4．1.12L　　5．2.24L

【37】 ある金属Mの酸化物M_2O_3には、質量パーセントでMが70％含まれている。この金属Mの原子量として正しいものを1つ選びなさい。（原子量：O＝16とする。）

☐ 1．23　　　2．27　　　3．40　　　4．48　　　5．56

〔実地（性質・貯蔵・取扱い方法等）〕

【38】フェノールに関する記述について、正しいものの組み合わせを1つ選びなさい。

A．防腐剤として用いられる。

B．アルコールに不溶である。

C．空気中で容易に赤変する。

D．無色又は白色の液体である。

☑　1．A、B　　　2．A、C　　　3．B、D　　　4．C、D

【39】アニリンに関する記述について、正しいものの組み合わせを1つ選びなさい。

A．エーテルには溶けにくいが、水にはよく溶ける。

B．無色透明の油状の液体で特有の臭気があり、空気に触れて赤褐色を呈する。

C．中毒症状としては、呼吸器系を激しく刺激し、粘膜に作用して気管支炎や結膜炎をおこさせる。

D．染料等の製造原料である。

☑　1．A、B　　　2．A、C　　　3．B、D　　　4．C、D

【40】次の物質の性状等について、最も適当なものを1つずつ選びなさい。

☑　A．塩素

☑　B．シアン化ナトリウム

☑　C．硫酸

☑　D．ロテノン

1．白色の粉末、粒状またはタブレット状の固体。酸と反応すると有毒でかつ引火性のガスを発生する。水に溶けやすい。水溶液は強アルカリ性である。

2．斜方六面体結晶。水にほとんど不溶。ベンゼン、アセトンに可溶、クロロホルムに易溶である。

3．常温においては窒息性臭気をもつ黄緑色気体。冷却すると黄色溶液を経て黄白色固体となる。

4．無色透明、油様の液体であるが、粗製のものは、しばしば有機質が混じって、かすかに褐色を帯びていることがある。濃いものは猛烈に水を吸収する。

5．無色、ニンニク臭の気体。空気中では常温でも徐々に分解する。

【41】次の物質の毒性について、最も適当なものを1つずつ選びなさい。
☑　A．四塩化炭素
☑　B．メタノール
☑　C．シアン化水素
☑　D．ニコチン

1．揮発性の蒸気の吸入によることが多く、症状は、はじめ頭痛、悪心等をきた
し、また黄疸のように角膜が黄色となり、しだいに尿毒症様を呈し、重症なと
きは死ぬことがある。
2．頭痛、めまい、嘔吐、下痢等を起こし、致死量に近ければ麻酔状態になり、
視神経が侵され、眼がかすみ、ついには失明することがある。
3．希薄な蒸気でも吸入すると、呼吸中枢を刺激し、次いで麻痺させる。
4．誤って嚥下した場合には、消化器障害、ショックのほか、数日遅れて肝臓、
腎臓、肺等の機能障害を起こすことがある。
5．猛烈な神経毒で、急性中毒では、よだれ、吐き気、悪心、嘔吐があり、次い
で脈拍緩徐不整となり、発汗、瞳孔縮小、呼吸困難、痙攣をきたす。

【42】次の物質の用途について、最も適当なものを1つずつ選びなさい。
☑　A．酢酸エチル
☑　B．塩化亜鉛
☑　C．1・1'－ジメチル－4・4'－ジピリジニウムジクロリド
☑　D．1・1'－イミノジ（オクタメチレン）ジグアニジン（別名：イミノクタ
ジン）

1．脱水剤、木材防腐剤、活性炭の原料、乾電池材料、脱臭剤、染料安定剤とし
て使用される。
2．香料、溶剤に使用される。
3．除草剤に使用される。
4．冶金、鍍金、写真用、果樹の殺虫剤として使用される。
5．果樹の腐らん病、芝の葉枯れ病の殺菌に使用される。

【43】 次の物質の貯蔵方法について、最も適当なものを１つずつ選びなさい。

☐　A．ピクリン酸

☐　B．過酸化水素水

☐　C．クロロホルム

1．少量ならば褐色ガラス瓶、大量ならばカーボイ等を使用し、３分の１の空間を保って貯蔵する。直射日光を避け、冷所に、有機物、金属塩、樹脂、油類、その他有機性蒸気を放出する物質と引き離して貯蔵する。

2．空気に触れると発火しやすいので、水中に沈めて瓶に入れ、さらに砂を入れた缶中に固定して、冷暗所に貯える。

3．純品は空気と日光によって変質するので、少量のアルコールを加えて分解を防止し、冷暗所に貯える。

4．火気に対し安全で隔離された場所に、硫黄、ヨード、ガソリン、アルコール等と離して保管する。金属容器を使用しない。

【44】 次の物質の漏えいした場合の措置として、最も適当なものを１つずつ選びなさい。

☐　A．ジメチル硫酸

☐　B．ニトロベンゼン

☐　C．ニッケルカルボニル

1．漏えいした液が少量の場合は、アルカリ水溶液で分解した後、多量の水を用いて洗い流す。

2．着火源を速やかに取り除き、漏えいした液は、水で覆った後、土砂等に吸着させ、空容器に回収し、水封後密栓する。

3．漏えいした液が少量の場合は、多量の水を用いて洗い流すか、土砂、おがくず等に吸着させて空容器に回収し、安全な場所で焼却する。

4．漏えいした場所及び漏えいした液には消石灰（水酸化カルシウム）を十分に散布して吸収させる。

【1】3

〔解説〕取締法第2条（定義）第1項。

【2】1

〔解説〕取締法第4条（営業の登録）第1項。

2．「5年ごと」⇒「6年ごと」。取締法第4条（営業の登録）第3項。

3．「地方厚生局長」⇒「店舗の所在地の都道府県知事（市長又は区長）」。取締法第4条（営業の登録）第1項。

4．販売業は登録の種類により販売できる品目が定められているが、一般販売業の登録を受けた者は販売品目の制限が定められていないため、全ての毒物劇物を販売できる。取締法第4条の2（販売業の登録の種類）第1号、取締法第4条の3（販売品目の制限）第1項、第2項。

【3】4

〔解説〕取締法第3条の4（爆発性がある毒物劇物の所持禁止）、施行令第32条の3（発火性又は爆発性のある劇物）。ピクリン酸のほか、亜塩素酸ナトリウム及びこれを含有する製剤（亜塩素酸ナトリウム30％以上を含有するものに限る）、塩素酸塩類及びこれを含有する製剤（塩素酸塩類35％以上を含有するものに限る）、ナトリウムが定められている。

【4】4

〔解説〕A．特定毒物研究者のほか、毒物又は劇物の輸入業者も特定毒物を輸入することができる。取締法第3条の2（特定毒物の禁止規定）第2項。

B．取締法第3条の2（特定毒物の禁止規定）第5項。

C．特定毒物研究者と特定毒物使用者のほか、毒物劇物営業者も特定毒物を所持することができる。取締法第3条の2（特定毒物の禁止規定）第10項。

D．取締法第3条の2（特定毒物の禁止規定）第4項。

【5】1

〔解説〕「貯蔵する場所に、換気口を備え、手洗いの設備があること」という規定はない。

2．施行規則第4条の4（製造所等の設備）第1項第2号ハ、第2項。

3．施行規則第4条の4（製造所等の設備）第1項第4号、第2項。

4．施行規則第4条の4（製造所等の設備）第1項第3号、第2項。

【6】2

〔解説〕取締法 別表第1～第3。

1．クロロホルム…劇物、ニコチン…毒物。

3．水銀、シアン化ナトリウム…毒物。

4．水酸化カリウム、ロテノン…劇物。

【7】 A…2　B…3

〔解説〕取締法第8条（毒物劇物取扱責任者の資格）第2項第3〜4号。

> 　三　麻薬、大麻、（A：あへん）又は覚せい剤の中毒者
> 　四　毒物若しくは劇物又は薬事に関する罪を犯し、罰金以上の刑に処せられ、その執
> 　　行を終り、又は執行を受けることがなくなった日から起算して（B：3年）を経過
> 　　していない者

【8】 4

〔解説〕A．「3年間」⇒「5年間」。取締法第14条（毒物又は劇物の譲渡手続）第4項。
　　　　B．取締法第14条（毒物又は劇物の譲渡手続）第2項、施行規則第12条の2
　　　　　　（毒物又は劇物の譲渡手続に係る書面）。
　　　　C．譲渡手続に係る書面の提出を受けてからでなければ、毒物又は劇物を販売
　　　　　　又は授与してはならない。取締法第14条（毒物又は劇物の譲渡手続）第2項。
　　　　D．取締法第14条（毒物又は劇物の譲渡手続）第1項第1〜3号。

【9】 2

〔解説〕毒物・劇物の容器及び被包には「医薬用外」の文字、及び毒物については赤地
　　　　に白色をもって「毒物」の文字、劇物については白地に赤色をもって「劇物」
　　　　の文字を表示しなければならない。なお、特定毒物の表示は毒物に準じる。取
　　　　締法第12条（毒物又は劇物の表示）第1項。

【10】 3

〔解説〕取締法第12条（毒物又は劇物の表示）第2項第1〜4号。

> 　一　（略）
> 　二　（A：毒物又は劇物の成分及びその含量）
> 　三　厚生労働省令で定める毒物又は劇物については、それぞれ厚生労働省令で定める
> 　　その（B：解毒剤）の名称
> 　四　（略）

【11】 1

〔解説〕A．取締法第15条の2（廃棄）。
　　　　B＆C．施行令第40条（廃棄の方法）第2〜3号。

【12】 4

〔解説〕「あらかじめ」⇒「変更後30日以内に」。取締法第7条（毒物劇物取扱責任者）
　　　　第3項。
　　　　1＆3．取締法第7条（毒物劇物取扱責任者）第1項。
　　　　2．取締法第7条（毒物劇物取扱責任者）第2項。

【13】 3

〔解説〕A＆C．法人の代表者や、毒物又は劇物の輸入量を変更したときの届出は不要。
　　　　B．取締法第10条（届出）第1項第3号、施行規則第10条の2（営業者の届出
　　　　　　事項）第2号。
　　　　D．取締法第10条（届出）第1項第2号。

【14】A…3　B…2

〔解説〕A．施行令第23条（モノフルオール酢酸アミドを含有する製剤）第1号。

　　　　B．施行令第17条（ジメチルエチルメルカプトエチルチオホスフェイトを含有
　　　　する製剤）第1号。

【15】2

〔解説〕A＆C〜D．施行令第40条の6（荷送人の通知義務）第1項。

　　　　B．毒物又は劇物の用途は、書面への記載事項に含まれていない。

【16】A…1　B…3

〔解説〕取締法第17条（事故の際の措置）第1項。

> 　（略）、不特定又は多数の者について保健衛生上の危害が生ずるおそれがあるとき
> は、（A：直ちに）、その旨を（B：保健所、警察署又は消防機関）に届け出るとともに、
> 保健衛生上の危害を防止するために必要な応急の措置を講じなければならない。

【17】3

〔解説〕「犯罪捜査のために」⇒「保健衛生上」。取締法第18条（立入検査等）第1項、
　　　　第4項。

　　　　1＆2．取締法第18条（立入検査等）第1項。

　　　　4．取締法第18条（立入検査等）第3項。

【18】4

〔解説〕$10^{-4}＝0.0001$であるため、$1.7×10^{-4}$gは$1.7×0.0001＝0.00017$gとなる。
　　　　μ（マイクロ）は100万分の1を表し、$1\mu＝0.000001$であるため0.00017g
　　　　は170μgとなる。従って、$1.7×10^{-4}＝（1.7×10^{2}）\mu$gとなる。

【19】4

〔解説〕分子式C_6H_{14}はヘキサンであり、構造異性体は、ヘキサン、2−メチルペンタ
　　　　ン、3−メチルペンタン、2．2−ジメチルブタン、2．3−ジメチルブタンの
　　　　（5つ）である。

【20】5

〔解説〕銀イオンAg^+は、希塩酸HClに含まれる塩化物イオンCl^-と反応して、白色の
　　　　沈殿物A（塩化銀AgCl）を生じる。また、カドミウムイオンCd^{2+}は、硫化水
　　　　素H_2Sに含まれる硫化物イオンS^{2-}と反応して、（黄色）の沈殿物B（硫化カド
　　　　ミウムCdS）を生じる。

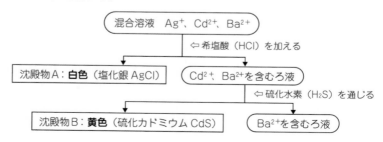

【21】 4

〔解説〕亜鉛Znに希硫酸（りゅう）H2SO4を加えると発生する気体は（水素H2）である。

     $Zn + H_2SO_4 \longrightarrow ZnSO_4 + H_2$

【22】 3

〔解説〕アルカンとは、炭素原子間の結合が全て単結合である鎖式の飽和炭化水素（脂肪族炭化水素）のことをいい、「ノナンC_9H_{10}」が該当する。

  1．アセチレン$H-C\equiv C-H$…アルキン（三重結合を１つ含む鎖式の不飽和炭化水素）。

  2．ベンゼンC_6H_6…正六角形の環状化合物で、芳香族炭化水素と呼ばれる。

  4．１－ブテン$CH_2=CHCH_2CH_3$…ブテンの異性体で、アルケン（二重結合を１つ含む鎖式の不飽和炭化水素）。

  5．エチレン$H-C=C-H$…アルケン。

【23】 2

〔解説〕通常、化合物中の水素H原子の酸化数は「＋１」であるが、NaH（水素化ナトリウム）のような金属の水素化物においては、Hの酸化数が例外的に「－１」となる。

【24】 1

〔解説〕金属の単体が水溶液中で電子を失い、陽イオンになろうとする性質のことをイオン化傾向という。イオン化傾向の大きな金属ほど、酸化されやすく反応性が大きい。選択肢の金属をイオン化傾向の大きい順に並べると、K（カリウム）＞Al（アルミニウム）＞Zn（亜鉛）＞Ni（ニッケル）＞（水素H2）＞Cu（銅）となる。

水素よりイオン化傾向が小さい金属は、塩酸HClや希硫酸H2SO4とは反応しないが、酸化力の強い濃硝酸HNO3などと反応して水素以外の気体（二酸化窒素NO2など）を生じる。

     $Cu + 4HNO_3 \longrightarrow Cu(NO_3)_2 + 2NO_2 + 2H_2O$

【25】 3

〔解説〕第一イオン化エネルギーとは、原子から電子１個を取り去るために必要なエネルギーをいう。He（ヘリウム）やAr（アルゴン）のような貴ガスは化学的に安定しているため、エネルギーが大きく、陽イオンになりにくい。また、HeはArよりも最外殻と原子核の距離が近いため、原子核にはたらくクーロン力（りょく）（２つのイオンの間ではたらく力）が強くなり、より大きなイオン化エネルギーが必要となる。

【26】 3

〔解説〕二価アルコールとは、１分子中のヒドロキシ基「－OH」の数が２個あるものを
　　　　いい、エチレングリコール$C_2H_4(OH)_2$が該当する。
　　　　　１～２＆４．エタノールC_2H_5OH、２－プロパノール$CH_3CH(OH)CH_3$、２－
　　　　　ブタノール$CH_3CH_2CH(OH)CH_3$…一価アルコール（－OHの数が１個）。
　　　　　５．グリセリン$C_3H_5(OH)_3$…三価アルコール（－OHの数が３個）。

【27】 4

〔解説〕塩化水素HClは、直線形の極性分子である。
　　　　　１～３＆５．直線形の二酸化炭素CO_2と塩素Cl_2、正四面体形の四塩化炭素
　　　　　CCl_4とメタンCH_4は、いずれも無極性分子である。

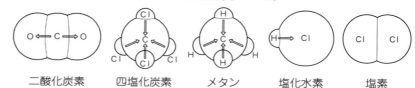

二酸化炭素　　　四塩化炭素　　　メタン　　　塩化水素　　　塩素

【28】 2

〔解説〕ナトリウム$_{11}$Na原子の電子配置は、K殻２個、L殻８個、M
　　　　殻１個。従って、最外殻電子の数は１個である。

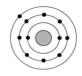

【29】 3

〔解説〕１．反応物の濃度が「大きくなる」ほど、化学反応は「速くなる」。
　　　　　２．温度が「高くなる」ほど、化学反応は「速くなる」。
　　　　　４．反応の前後において、自身が「変化せず」、他の化学反応の速さを変化させ
　　　　　る（速くさせる）物質のことを触媒という。

【30】 3

〔解説〕１＆２．「反比例する」⇒「比例する」。
　　　　　４．選択肢の記述は「質量保存の法則」である。アボガドロの法則は「同温・
　　　　　同圧で同体積の気体の中には、気体の種類によらず、同じ数の分子が含まれ
　　　　　る」というものである。

【31】 3

〔解説〕１．「塩析」⇒「凝析」。
　　　　　２．「ブラウン運動」⇒「チンダル現象」。
　　　　　４．「チンダル現象」⇒「ブラウン運動」。

【32】 1

〔解説〕 2 & 4 . 「還元」⇒「酸化」。

3 . 「酸化」⇒「還元」。

	酸化	還元
酸素の授受	酸素を受け取る（化合する）	酸素を失う
水素の授受	水素を失う	水素を受け取る
電子の授受	電子を失う	電子を受け取る
酸化数	酸化数が増える	酸化数が減る

【33】 2

〔解説〕 アニリン $C_6H_5NH_2$ は、ニトロベンゼン $C_6H_5NO_2$ をスズ Sn と濃塩酸 HCl を作用させて「還元」し、アニリン塩酸塩を得た後、続いて強塩基（水酸化ナトリウム水溶液）を加えることで得られる。

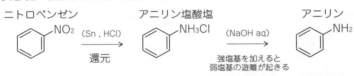

1 . アニリンはアミノ基「 $-NH_2$ 」をもつ芳香族アミンであり、弱塩基のアンモニア NH_3 よりもさらに弱い塩基性であるため、リトマス紙では検出できない。

3 . 非常に強い酸化剤のニクロム酸カリウム水溶液 $K_2Cr_2O_7$ によって酸化されたアニリンからは、黒色の染料として用いられるアニリンブラックが得られる。

4 . ジアゾ化とは、 $-N^+\equiv N$ の構造をもつジアゾニウム塩をつくる反応である。塩化ベンゼンジアゾニウムは、染料をつくるための重要な物質である。

亜硝酸ナトリウム   塩化ベンゼンジアゾニウム

$\text{(構造式)} NH_2 + NaNO_2 + 2HCl \xrightarrow[\text{ジアゾ化}]{(0\sim5℃)} \text{(構造式)} N^+\equiv NCl^- + NaCl + 2H_2O$

【34】 1

〔解説〕 2 . 鉛蓄電池の負極には「鉛 Pb」が、正極には二酸化鉛 PbO_2 が使用される。

3 . 酢酸鉛（Ⅱ）三水和物 $Pb(CH_3COO)_2 \cdot 3H_2O$ は「無色」の結晶である。

4 . 鉛（Ⅱ）イオン Pb^{2+} を含む水溶液に、塩酸 HCl や希硫酸 H_2SO_4 を加えると、いずれも「白色」の塩化鉛（Ⅱ） $PbCl_2$ 、硫酸鉛（Ⅱ） $PbSO_4$ が沈殿する。

【35】3

〔解説〕$10^{-3}=0.001$より、$222×10^{-3}$g は$222×0.001=0.222$gとなる。水酸化カルシウム$Ca(OH)_2$の式量は、$40+\{(16+1)×2\}=74$であるため、74g＝1molとなり、0.222gでは$0.222/74=0.003$molとなる。

水溶液が2Lであることから、モル濃度は0.003mol／2L＝0.0015mol/Lとなる。　0.0015mol/L＝$1.50×10^{-3}$mol/L

【36】2

〔解説〕炭酸水素ナトリウム$NaHCO_3$の式量より、84.0g＝1molであるため、2.10gでは2.10／84.0＝0.025molとなる。化学反応式より、炭酸水素ナトリウムが2molのとき、二酸化炭素CO_2が1mol生じる。従って、炭酸水素ナトリウムが0.025molのとき、二酸化炭素は0.0125mol生じる。気体の体積1mol＝22.4Lより、二酸化炭素0.0125molの体積は22.4×0.0125＝0.280Lとなる。

【37】5

〔解説〕Mの原子量を x とすると、M_2O_3の質量は、$(x×2)+(16×3)=2x+48$ となる。設問より、M（$2x$）が70％含まれていることから、Oは30％含まれていることとなり、次の比例式が成り立つ。

$$7:3=2x:48$$
$$6x=336$$
$$x=56$$

※以下、物質名の後や文章中に記載されている ［ ］は、物質を見分ける際に特徴となるキーワードを表す。

【38】2

〔解説〕フェノールC_6H_5OH［防腐剤］［空気中で容易に赤変］

B．アルコールに「可溶」である。

D．無色又は白色の「固体」である。

【39】3

〔解説〕アニリン$C_6H_5NH_2$［無色透明の油状の液体］［空気に触れて赤褐色］［染料等の製造原料］

A．エーテルには「よく溶ける」が、水には「溶けにくい」。

C．中毒症状としては、血液に作用してメトヘモグロビンをつくり、チアノーゼをおこさせる。

【40】A…3　B…1　C…4　D…2

〔解説〕A．塩素Cl_2［窒息性臭気］［黄緑色気体］

B．シアン化ナトリウム$NaCN$［白色の固体］［酸と反応すると有毒でかつ引火性のガスを発生］［水に溶けやすい］

C．硫酸H_2SO_4［無色透明］［油様の液体］［濃いものは猛烈に水を吸収］

D．ロテノン$C_{23}H_{22}O_6$［斜方六面体結晶］［水にほとんど不溶］

選択肢5は［無色］［ニンニク臭の気体］［空気中では常温でも徐々に分解］から、水素化アンチモンSbH_3が考えられる。

【41】A…1　B…2　C…3　D…5

〔解説〕A．四塩化炭素CCl_4［黄疸のように角膜が黄色］［尿毒症様を呈する］

　　　　B．メタノールCH_3OH［致死量に近ければ麻酔状態］［視神経］［失明］

　　　　C．シアン化水素HCN［呼吸中枢を刺激し、次いで麻痺］

　　　　D．ニコチン$C_{10}H_{14}N_2$［猛烈な神経毒］

選択肢4は［誤って嚥下した場合、消化器障害］［数日遅れて肝臓、腎臓、肺等の機能障害］から、ジクワット$C_{12}H_{12}Br_2N_2$が考えられる。

【42】A…2　B…1　C…3　D…5

〔解説〕A．酢酸エチル$CH_3COOC_2H_5$［香料］［溶剤］

　　　　B．塩化亜鉛$ZnCl_2$［乾電池材料］

　　　　C．１・１′－ジメチル－４・４′－ジピリジニウムジクロリド（パラコート）$C_{12}H_{14}Cl_2N_2$［除草剤］

　　　　D．イミノクタジン$C_{18}H_{41}N_7$［果樹の腐らん病、芝の葉枯れ病の殺菌］

選択肢4は［冶金（やきん）、鍍金（めっき）］［写真用］［果樹の殺虫剤］から、シアン化ナトリウム$NaCN$が考えられる。

【43】A…4　B…1　C…3

〔解説〕A．ピクリン酸$C_6H_2(OH)(NO_2)_3$［硫黄、ヨード、ガソリン、アルコール等と離して保管］［金属容器を使用しない］

　　　　B．過酸化水素水H_2O_2 aq［少量ならば褐色ガラス瓶、大量ならばカーボイ等］［3分の1の空間を保って貯蔵］

　　　　C．クロロホルム$CHCl_3$［純品は空気と日光によって変質］［少量のアルコールを加えて分解を防止］

選択肢2は［水中に沈めて瓶に入れる］［砂を入れた缶中に固定］から、黄燐（りん）Pが考えられる。

【44】A…1　B…3　C…2

〔解説〕A．ジメチル硫酸（りゅうさん）$(CH_3)_2SO_4$［アルカリ水溶液で分解］［多量の水を用いて洗い流す］

　　　　B．ニトロベンゼン$C_6H_5NO_2$［土砂、おがくず等に吸着させて空容器に回収］［安全な場所で焼却］

　　　　C．ニッケルカルボニル$Ni(CO)_4$［着火源を速やかに取り除く］［水で覆った後、土砂等に吸着］

選択肢4は［消石灰（水酸化カルシウム）を十分に散布して吸収］から、塩素Cl_2が考えられる。

● 無料追加コンテンツについて ●

　スマートフォンアプリを使用して暗記学習ができる「実地（性状・貯蔵・取扱い方法等）対策 暗記用キーワード一覧表」をご利用いただけます。一覧表のデータをダウンロードし、下記の対応アプリケーションを活用していただくと、**赤シートを使って覚えたい単語を隠しながら学習する勉強法を、スマートフォン1台だけで実現することができます。**

 i-暗記シート -写真で作る問題集-

ファイル数10まで、またはPDFファイル10Pまで無料で利用可能。それ以上の使用・広告表示削除は要課金（120円〜）。
● 無料／対応OS：iOS、Android／
　リリース元：DAISUKE KAWAMURA

（iOS）（Android）（使用方法）

 イルカの暗記シート

i-暗記シートを全面的に作り直したアプリ。ライセンス購入（180円〜）で更に機能を充実することが可能。
● 無料／対応OS：iOS／リリース元：DAISUKE KAWAMURA

（iOS）（使用方法）

● お問い合わせ・訂正について ●

本書の内容で不明な箇所がありましたら、**必要事項を明記の上、下記のいずれかの方法で**お問い合わせください（**電話でのお問い合わせは受け付けておりません**）。

必要事項 （順不同）	• お客様の氏名とふりがな • 書籍タイトル（地域・年度・版）	• 該当ページ数 • FAX番号（FAXでお問い合わせの場合のみ）	• 問い合わせ内容
問い合わせ 方法	①FAX	03-3837-5740	
	②問合せ フォーム	HPトップ > MENU > お問い合わせ 右の二次元コードからもご利用いただけます	

※回答までに時間がかかる場合があります。あらかじめご了承ください。
※キャリアメールを使用される場合は、返信メールが届くように事前に受信設定をご確認ください。
※お問い合わせは本書の内容に限ります。内容を大きく超えるご質問、個人指導にあたるようなご質問、各都道府県の試験の詳細や実施時期等についてはお答えできません。

また、本書の内容に訂正がある場合は、弊社ホームページに掲載いたします。
　URL　https://kouronpub.com/book_correction.html
　　　　HPトップ > 書籍サポート > 訂正 > 毒物劇物取扱者試験参考書

令和6年版 毒物劇物取扱者試験 問題集 関西&中部編

■発行所　株式会社 公論出版　〒110-0005 東京都台東区上野3-1-8
　TEL（販売）03-3837-5745　（編集）03-3837-5731

■定　価　1,760円（税込）　　　■送　料　300円（税込）

■発刊日　令和6年3月13日　　　■ISBN　978-4-86275-273-4